再见，眼袋

祛眼袋知识265问

主　编　胡晓根

副主编　黄久佐　金云波

编　者　（按姓氏汉语拼音排序）

胡晓根　中日友好医院整形外科

黄久佐　北京协和医院整形外科

金云波　上海交通大学医学院附属

第九人民医院整复外科

王　茜　四川大学华西天府医院整形美容科

中国协和医科大学出版社

北　京

图书在版编目（CIP）数据

再见，眼袋：祛眼袋知识265问 / 胡晓根主编. —北京：中国协和医科大学出版社，2024.5

ISBN 978-7-5679-1504-6

Ⅰ.①再… Ⅱ.①胡… Ⅲ.①眼外科手术－整形外科学 Ⅳ.①R779.6

中国国家版本馆CIP数据核字（2024）第076284号

主　　编　胡晓根

策划编辑　栾　韬

责任编辑　陈　卓　高淑英

封面设计　邱晓俐

责任校对　张　麓

责任印制　黄艳霞

出版发行　**中国协和医科大学出版社**

（北京市东城区东单三条9号　邮编100730　电话010-65260431）

网　　址　www.pumcp.com

印　　刷　北京联兴盛业印刷股份有限公司

开　　本　710mm×1000mm　　1/16

印　　张　13

字　　数　230千字

版　　次　2024年5月第1版

印　　次　2024年5月第1次印刷

定　　价　55.00元

前　言

　　随着社会经济发展，人们生活水平的不断提高，越来越多的人开始关注自身形象，而面部容貌是人们社会交往聚焦的中心，备受关注。社会生活对于人们精神面貌的注重会促进相关医学技术的发展，为满足社会发展需求，产生了蓬勃发展的美容整形外科技术，人们普遍希望通过美容整形外科技术在自身条件允许的基础上变得更年轻、更美丽。

　　人们到了中年以后，随着年龄增长都会逐渐出现不同程度的眼袋，有些年轻人因为家族遗传、生活习惯等因素，很早就出现眼袋，眼袋的出现让人显得苍老和疲倦。人们希望能够寻求祛除眼袋的途径，改善或消除眼袋，让自己显得年轻、有朝气。目前，对于已经形成的眼袋，眼袋去除术是消除眼袋的根本方法。因此，在众多美容整形外科手术项目中，眼袋去除术是最常见的手术项目之一。

　　由于寻求祛眼袋人群巨大，社会需求量大，社会非医学专业人群对眼袋去除术的医学科普知识的认知相对缺乏。本书汇集了国内外祛眼袋权威专家的丰富经验，结合作者20余年开展数千例眼袋去除术的临床经验，立足传播科普知识的思想，较系统地介绍了关于眼袋去除术的知识。希望本书能够为准备接受眼袋去除术或已经完成眼袋去除术的广大人群提供有益帮助，为从事整形专业的医务工作者提供有价值的参考。

　　全书共分为两章，第一章为眼袋的基础知识；第二章为眼袋去除术的相关知识，本章又分为四节，包括眼袋去除术前准备、眼袋去除术过程、眼袋去除术后恢复、眼袋去除术方法。全书就眼袋基础知识及眼袋去除术前、术中、术后可能出现的各种问题进行回答，这些问题都是临床工作中由准备接受手术或者已经完成手术的受术者结合自身情况所提出，回答内容具体，能够针对性解

1

决受术者提出的各种问题，实用性强。书中展示了作者开展眼袋去除术病例的典型照片，真实、形象地展示了不同方法、不同时段的眼袋去除术后效果。为了保护受术者隐私，照片只是展示眼袋去除术范围效果图，邻近部位包括眼睛等做了马赛克处理，为了能够客观反映眼袋去除术后效果，下眼睑部位未经过任何图像处理。

　　书中对于眼袋去除术相关问题的提出和解答，每个问题都经过深思熟虑，撰写成文后，从内容到表达形式都反复检查，为此付出了很多精力和时间。本书立足宣传科普知识，收集部分受术者手术前后典型照片，照片及其说明内容为免费发表，在此对照片拍摄者表示衷心感谢。如果对此有异议，请联系作者，再版时会删除相关照片。

　　由于知识、能力所限，在本书编写过程中，不可避免会有疏漏和不妥之处，敬请读者和同仁多加指正，后期将进一步修改和补充文章，让文章更加完善。

胡晓根

2024年1月

目　录

对美容整形手术的理解

1. 美容整形手术的目标是什么？

随着社会经济发展，人们对美容整形手术需求日益增加，对美容整形手术项目的需求从头到脚，遍布全身体表。美容整形手术追求的目标是什么呢？这是一个宏大论题，不同人有不同观点，仁者见仁，智者见智。我们化繁就简，总结为以下几个方面。

（1）自然：人类存在于大自然，是天地万物构成元素之一。自然是自然界生存法则，世间万物都统一于自然。因此，归属自然也是生存的至高境界。在中国古老哲学艺术中，人们一直推崇自然法则，有大道至简、道法自然等，作为人们思想行为至高境界。将自然智慧应用到美容整形手术领域，就包含有形象自然，浑然天成，不被视为异类。人体接受美容整形手术后只有符合自然形象，才能够更好融入社会，融入生存环境，与大自然和谐共存，藏美于自然，美也变得受欢迎和隽永。因此，自然是美容整形手术至高追求目标，是衡量美容整形手术成功的标尺，是人体美和自然法则的完美结合。

（2）美丽：美，在不同人有不同理解，不同种族的人们对美的理解也大相径庭。地域文化背景对人们审美观点有影响，由美延伸到美丽、漂亮，在人们眼中很难用统一标准来衡量。总之，不同人审美观点是不同的。寻求美容整形手术的人们通常希望自己变美丽，不但取悦自己，也要受到社会人群欣赏和欢迎，那么通过美容整形手术形成的美丽，就需要符合美学基本原则。美学原则宽泛，但就个人形象来说，有一些美学基本规则，包括比例、对称、对比、节奏、统一与变化等。人体形象美在不同区域文化背景中也不同。中国人认为的形体美丽除了上述美学基本规则，还普遍存在适中、矜守等内涵。美丽是美容整形手术追求的目标，术后效果应规范在美学尺度内，既不失美丽，又不矫揉

1

造作，美丽而自然。

（3）年轻：正常的一生会经历婴幼儿、少年、青年、中年和老年等阶段，是从生长、发育、成熟到逐渐衰老的过程，青年和中年是一生中身体健康状态顶峰时期。年轻是中青年形象特征，代表着内在精力充沛，朝气蓬勃，给人以活力之感。步入老年阶段的人们对此有着内心向往和追求。人生老年阶段是以身体组织结构下垂和器官功能衰退为特征，美容整形手术中各种抗衰老项目就是为了矫正和延缓这种退化性改变而产生的，可以逆时挽留年轻时期体表形象。年轻是美容整形手术的追求目标，从使内心自信和体表形象美好的角度出发，让人们重新体验中青年阶段的美好时光。

综上所述，美容整形手术追求的目标，主要为以上三个方面。

2. 美容整形手术遵循的首要原则是什么?

美容整形手术项目千变万化，美容整形手术有诸多原则需要遵循。目前，美容整形手术原则尚无定论，诸多原则中，普遍遵循的首要原则是什么呢?

美容整形外科是伴随社会发展和进步，为了满足人们逐步增长的对体表美好形象的需求而逐渐发展壮大起来的一门新兴学科。寻求美容整形手术的人们通常是身心健康，或者相对健康的人群，术前有健康生活状态，做手术的目的是让生活更美好，提高生活质量。因此，手术不容有严重风险，美容整形手术需要遵循的首要原则是安全。

在日常生活中，人们通常将安全和风险列为相对概念，风险高低影响安全程度：风险越高，安全性越低；反之，风险越低，安全性越高，最高程度安全对应最低程度风险。美容整形手术遵循的首要原则是安全，这要求将手术存在的各种风险控制在安全范围内，降低各种风险，保障安全，免除不可接受的损伤风险，保护最高程度的安全。美容整形手术要做到安全有保障，主要体现在以下两个方面。

（1）术前健康状态：寻求美容整形手术的人们术前要有良好的身心健康，或者相对稳定的健康状态。身心健康包括身体整体功能良好，没有影响正常生活的各种急、慢性疾病，心理状态良好，没有各种心理疾病。相对稳定的健康状态是指曾经患某些身体疾病，经过规范治疗，疾病治愈或者得到良好控制，处于能够正常生活的身心健康状态。术前拥有良好的身心健康状态，才能够抵御美容整形手术存在的各种风险，保障手术安全。

（2）控制手术风险：美容整形手术具有外科手术固有风险，手术风险影响手术安全，只有控制可能存在的各种手术风险，才能最大限度地保障手术安全。美容整形技术越成熟，对组织损伤程度越轻，而且对身体重要器官结构功能没有影响或影响甚微，使手术风险降低、安全性提高，能够有效控制在安全范围内，保障最高程度手术安全。手术风险存在于术前、术中和术后恢复阶段，在医学上称为围手术期，围手术期全程都要控制手术风险，保障手术安全。

综上所述，美容整形手术需要遵循的首要原则是安全，临床上主要从上述两个方面着手，将手术存在的各种风险控制在安全范围内。

3. 美容整形手术成功的衡量标准有哪些？

美容整形手术范围涵盖了身体表面从头到脚各个部位。美容整形手术项目众多，又各不相同，美容整形手术的目的是让人们更青春、美丽，效果自然。那么，美容整形手术成功的衡量标准有哪些？综合评价美容整形手术成功的标准主要有以下三个方面。

（1）生命健康安全：人们寻求美容整形手术的目的是让自己更青春、美丽，在原来生活基础上，让自己更自信，生活更美好，是锦上添花的行为。生命至上，健康第一，生命健康安全是实施美容整形手术前提，是美容整形手术的首要原则，只有在能够充分保障生命健康安全的情况下，才能够实施美容整形手术。在接受美容整形手术前，人们要保持健康良好的生理和心理状态，通过各种检查排除身体和心理疾病，只有身心健康或者处于相对稳定健康状态的人，才能够接受美容整形手术，术后经过充分恢复，能够达到类似术前的健康生活状态。

（2）主观、客观满意：美容整形手术后效果评价不同于其他医学疾病疗效评价标准。美容整形手术把满意度作为评价手术成功的主要指标之一，将客观满意和主观满意结合，综合评价。每个求美者自身条件不同，术后效果不同，每个人美学评价标准也不同，很难用统一的标准来衡量。针对每个人自身特点，术后效果评价要满足两个条件。客观方面是术后效果接近或达到设计目标，或者术前存在的某种缺憾在术后得到明显改善；主观方面是术后效果接近或者达到自己预期效果，全程体验感觉良好，术后总体效果好，满意度高。

（3）无严重并发症：美容整形外科手术具有外科手术共同特点，存在手术风险，除了共有手术风险外，还具有独特的手术风险。外科手术风险之一是手术并发症，是治疗目标以外附带的不良反应。手术并发症包括短期和长期并发症，前者是术后早期出现的各种并发症，如术后疼痛和肿胀等；后者是术后经过较长时间恢复仍然遗留的并发症，如术后瘢痕等。美容整形手术后不可避免会出现一些并发症，主要是轻微并发症和短期并发症，如术后有限疼痛和肿胀等，随着恢复期延长，可逐渐恢复正常；有些长期并发症如皮肤切口愈合瘢痕等，在完全恢复后多不明显，这些并发症都可以被理解和接受。美容整形手术需要避免严重并发症，这些严重并发症是指身体重要组织、器官结构功能受到手术相关损伤，影响人们生理健康，充分恢复后难以达到术前正常生活状态。美容整形手术前需综合考虑，精心设计；手术过程精细操作，保护重要组织器官免受损伤；术后周密管理，直到顺利恢复；避免严重并发症出现，保障手术安全。

综上所述，美容整形手术成功的衡量标准主要有以上三个方面，满足上述主要标准，是美容整形手术成功的基础。

第一章

眼袋的基础知识

4. 什么是眼袋？

有些人对什么是眼袋并不清楚，到底什么是眼袋？眼袋在医学上称为睑袋或下睑袋，是下眼皮（医学上称为"下睑"或"下眼睑"）部位皮肤、肌肉、筋膜、脂肪等软组织发生退行性变化，松弛下垂引起的，表现为下眼睑软性包块样膨隆等，可以从以下几个方面来深入理解眼袋的定义。

（1）位置：眼袋是下眼睑部位表现，有严格的区域限制。下眼睑是指眼睛下方，封闭骨性眼眶的各层软组织结构，对眼睛有支持和保护作用，与上眼皮（医学上称为"上眼睑"或"上睑"）共同完成闭眼功能。下眼睑呈半月形，上方是下睑缘，呈直线或者弧线，下方呈弧形，与中面部隔开来。下眼睑由浅入深由各层软组织构成，年轻人下眼睑和中面部融合在一起，大多没有明显界限，中、老年人下眼睑和中面部出现界沟（泪沟、眶颧沟），容易将两者区分开来。

（2）形成原因：下眼睑部位组织结构由浅入深分别是皮肤、眼轮匝肌、下睑板（上方存在）、韧带、眶隔筋膜、眶隔脂肪等，排列分布像多层"夹心三明治"一样。当受遗传、年龄、生活习惯、生活环境、疾病状态等多种因素影响时，上述各层组织出现退行性变化，包括组织萎缩、弹性降低、组织松弛下垂，就形成了眼袋。

（3）表现：眼袋表现存在个体差异，每个人眼袋的结构、形态都是不同的。从眼袋形成原因来看，不同层次组织变化程度不同，眼袋类型各异。年轻人受遗传因素、生活习惯影响较多，眼袋形成原因主要是眶隔脂肪松弛下垂，脱垂部分眶隔脂肪也称眼袋脂肪，从下眼睑部位凸起，形成该部位软性包块样膨隆，没有明显皮肤松弛和皱纹，称为脂肪膨出型眼袋。中年人受年龄、生活习惯和环境等因素影响，眼袋形成原因主要是皮肤变薄、肌肉松弛下垂、弹性降低，形成该部位皮肤皱纹，有时还伴有脂肪脱垂凸起等，称为皮肤、肌肉松弛型眼袋，也称为混合型眼袋。当下眼睑部位软组织松弛下垂，由于眶缘韧带阻隔，不能和中面部融合到一起时，形成下眼睑和中面部明显界限，出现沟槽样凹陷，称为泪沟型眼袋。

综上所述，从眼袋位置、形成原因、表现类型等方面进行定义，便于准确认定眼袋，根据眼袋类型选择适宜的眼袋去除术。

5. 眼袋是天生的还是后天形成的？

日常生活中，有些人发现自己不知何时出现了眼袋，甚至觉得自己很年轻就有眼袋，不禁想问："眼袋是天生的还是后来形成的？"

从眼袋和年龄的关系来看，这个问题答案显而易见。人们在婴幼儿时期，面部发育饱满圆润，不会出现眼袋（除了早老症）。青少年时期，很少人有眼袋，只是少数人在遗传和长期熬夜等影响因素存在时，才会出现眼袋。到了中老年阶段，面部软组织逐渐松弛下垂，这是一种面部老化的生理现象，人们开始出现不同程度眼袋。总体来说，年龄越大，眼袋越明显。由此可见，眼袋并非天生，只是后来才出现的一种下眼睑部位表现。

眼袋虽然不是天生的，但是眼袋的形成和先天因素有重要关系，那就是遗传因素。有些人相对于同龄人来说，很年轻时就有较明显的眼袋，而且自己的近亲长辈也有很明显眼袋。天生具有这种眼袋遗传因素的人，甚至青少年时期就有较明显眼袋，而且这种眼袋类型并不少见。

综上所述，眼袋并非天生而是后天形成的，这对于理解眼袋和选择眼袋去除术方法有重要作用。

6. 眼袋是新长出来的吗？

看到眼袋从无到有，有些人会问："眼袋是新长出来的吗？"

人体内富含脂肪组织，也就是人们常说的"脂肪"，脂肪组织分布在人体的各个部位，对机体起支持、分隔和保护作用，是人体一种不可缺少且广泛分布的组织。脂肪组织分布在身体不同部位，其结构、体积、形态都不相同，但主要是由脂肪细胞和细胞间连接组织构成。在年幼时，随着身体生长发育，脂肪细胞数目逐渐增加，脂肪体积增加，体格匀称长高。成年（20岁左右，男性和女性发育成熟年龄稍有区别，女性发育成熟年龄稍提前）以后，机体内脂肪细胞数目保持相对稳定状态，即达到一种平衡状态，脂肪细胞数目不再增加。到了老年阶段，身体各项功能逐渐衰退，组织出现萎缩，脂肪细胞数目相应减少。总而言之，人体内脂肪细胞数目在人们生命过程中呈缓慢变化趋势，从生长到稳定，最后到衰减，这是一种生理现象。

眼睛的主要构成器官是眼球，眼球的下方分布有三团脂肪，在医学上被称为"眶隔脂肪"。眶隔脂肪从内侧到外侧，分别被称为鼻侧（内侧）、中央、颞侧（外侧）眶隔脂肪，三团脂肪体积大小不同，结构形态不同。三团眶隔脂肪像棉絮一样填充在眼球和下方骨性眼眶之间空隙中，对眼球起支持、保护和缓冲作用。

眼睛下方的眶隔脂肪属于人体脂肪组织中的重要构成部分，眶隔脂肪具有机体脂肪组织共性，也会在人们不同年龄阶段呈现相应的变化。成年以后，眶隔脂肪所含的脂肪细胞数目相对稳定，不再出现增长，而到老年阶段，脂肪细胞数目逐渐出现衰减。

人们到了中年以后，随着年龄增长，面部各种软组织逐渐出现松弛下垂，这是面部老化的生理现象。眼睛下方的眶隔脂肪也符合这一生理规律，当眶隔脂肪逐渐松弛下垂后，从眼眶内突出，在下眼睑部位表现为一块沟壑样隆起的软性包块，也就是我们常说的眼袋。从眼袋的形成基础来看，部分脱垂移位的眶隔脂肪以眼袋形式表现出来，此时，这部分脱垂的眶隔脂肪被冠名为"眼袋脂肪"。由此可见，构成眼袋的眼袋脂肪并不是新长出来的，而是由部分脱垂的眶隔脂肪构成。

综上所述，通过对眼袋形成原因分析，我们认识到眼袋并不是新长出来的，而是由部分脱垂的眶隔脂肪构成。

7. 为何成年后随着年龄增长会出现眼袋？

随着社会物质文化生活水平的提高，人们对于美的需求逐渐增加，开始越来越注意自己的容貌。很多成年人发现，随着年龄增长，下眼睑会出现眼袋，而且变得越来越明显，这是为何呢？

在回答上述问题前，我们要认识眼袋的本质，以及眼袋形成的普遍性，这样就能够理解眼袋是人们到一定年龄阶段的正常面部特征，是无法避免的。

眼袋是一定年龄阶段的一种生理性变化，是成年后到一定年龄阶段面部软组织萎缩、松弛下垂的结果，是眼睛下方软组织老化的综合表现。因为眼睛下方有不同层次的软组织结构，由浅入深包括皮肤、肌肉、脂肪、筋膜等，不同软组织老化速度不同，所呈现出来的眼袋类型也不相同，而且不同人受遗传、生活习惯、环境等各种因素的影响不同，其眼袋表现也各不相同，但是都会有不同程度眼袋表现。这就表明眼袋不是疾病，是健康人群到一定年龄段出现的面部老化特征之一，这也预示着寻求祛眼袋术让自己显得更年轻的人群通常身体健康状况良好。

前面介绍了眼袋形成的本质，成年以后，随着年龄增长，身体功能逐渐衰退过程中都会逐渐出现不同类型的眼袋。眼袋形成受遗传、生活习惯、环境、疾病等因素影响，在不同人群出现时间有早有晚。有些因素可加速眼袋形成，如有些年轻人受家族遗传或长期熬夜等生活习惯影响，年龄在20岁左右就会有较明显的眼袋，而通常情况下，人们在30岁左右开始逐渐出现眼袋。随着年龄增长，眼袋表现越来越明显。此外，长期生活在高温环境，以及某些慢性病存在时，也会加速眼袋形成，到了中年时期，眼袋就变得很明显。

眼袋形成是面部软组织老化的结果。因此，无论是女性还是男性都会有类似的经历和表现。由于女性和男性的面部软组织结构和性质都不相同，其眼袋形成过程和表现类型也不相同。通常情况下，女性面部皮肤薄，抗张力强度弱，皮肤深面的肌肉也有类似的结构性质。因此，女性面部软组织较早出现松弛下垂现象，女性出现眼袋的年龄较男性低。另外，由于女性对于自身面部容貌的关注度要高于男性，当有眼袋表现时，更多女性会寻求祛眼袋术让自己显得更年轻。

综上所述，眼袋是成年后在一定年龄阶段的一种生理性变化，实质是面部软组织老化的结果。

8. 眼袋是否属于一种疾病？

眼袋是一种普遍现象，人们到一定年龄阶段，都会出现不同程度的眼袋。那么，眼袋是否属于一种疾病呢？

人们到了中年以后，随着年龄增长，逐渐出现不同程度的眼袋，有些年轻人受遗传、生活习惯、环境等因素影响，很早就出现眼袋。部分中老年人也伴有下眼睑部位各种眼袋类型，其实质是成年以后出现的面部退行性改变。退行性变化是一种生理现象，是生命后期阶段出现的一种自然现象，正常生活的人们都会经历。

疾病是指在各种病因作用下，机体正常自稳调节产生紊乱从而发生异常生命活动，形成不健康状态。现代医学对疾病的病因从分子、细胞、组织和器官各个层面，以及思想行为等各个方面进行分析，企图全面认识病因、治疗疾病，但是目前仍然有很多疾病的病因并不明了。从上述疾病的定义来看，疾病本质是非正常、不健康状态，对人们正常生活产生不同程度的困扰。

从眼袋形成根本原因和疾病定义进行分析，眼袋是生命后期阶段正常的生理性改变，不属于病态、非正常变化，对人们正常生活影响甚微或者没有影响，因此眼袋不属于疾病。正如头发随着年龄发生变化一样，年轻人头发乌黑，老年人白发苍苍，是机体正常退化性改变，是一种自然现象，不是一种疾病。

虽然眼袋不是一种疾病，但是对于眼袋仍然可采用医学治疗模式进行处理，眼袋去除术是最常见的美容整形外科手术项目之一。这是因为眼袋形成根本原因和医学上萎缩代谢性疾病有类似特征，可以通过外科手术方法进行矫正，按照医学治疗模式进行处理能够达到良好效果。眼袋去除术是医学模式和美学内容的结合，并非普通疾病治疗，因此对眼袋去除术有更高的要求。

综上所述，从眼袋形成根本原因和疾病定义进行分析，眼袋是生命后期阶段正常的生理性改变，不属于疾病。

9. 为何部分年轻人会有眼袋？

眼袋让人显得疲倦和苍老，中老年人有眼袋相对普遍，为何有些年轻人很早就有眼袋呢？

对于不同人群，其眼袋构成特点不同，表现类型也不同，年轻人眼袋与中、老年人眼袋有显著区别。年轻人眼袋构成基础主要是眼睛下方脂肪脱垂，脱垂的脂肪被通俗地称为"眼袋脂肪"，表现为下眼睑部位突出的软性包块样隆起。一般来说，年轻人下眼睑部位光滑平整，皮肤较厚，富有弹性，肌肉层也无明显松弛，肌肉支持和弹性回缩力量都较好，眼袋少见。

部分年轻人形成眼袋的主要原因有三方面：一是遗传因素；二是生活习惯或生活环境因素；三是其他部分原因也会促成眼袋形成。下面分别予以叙述。

有些年轻人很早就有眼袋，甚至中学时期就会有典型的眼袋表现，这些人眼袋形成主要与家族遗传因素有关。这部分年轻人的近亲属往往很早就有眼袋表现，而且随着年龄增长，眼袋越来越明显，较同龄人眼袋显著。遗传是一种生物学特征，就是有血缘关系的上辈近亲属将自身某些生物学特性通过遗传学法则，传递到下一代子女，因此其子女也有类似的生物学特点。眼袋具有遗传性，因此部分年轻人有某些眼袋特征，其根本原因是遗传了亲代某些生理结构的结果。

还有些年轻人早期并没有眼袋，由于受自身生活习惯或生活环境因素影响，逐渐出现眼袋。现代社会生活节奏快，部分年轻人生活压力较大，常常需要熬夜，或者有些年轻人习惯熬夜，经常熬夜使疲劳得不到充分缓解，容易出现眼袋。对于此种类型的早期眼袋，常称为"假性眼袋"，有可逆性。如果及时改变生活习惯和生活环境，眼袋会自然消失；相反，如果长期维持熬夜习惯，眼袋逐渐变得明显，则不再有可逆性，就形成真正意义的眼袋，即"真性眼袋"。

其他某些因素也会让年轻人很早就出现眼袋，如有些年轻人有高度近视，如果视力不能很好地矫正或控制，眼球可能出现变形，由原来的乒乓球形变为椭圆的鸡蛋形，眼睛下方脂肪受压，容易脱垂，出现眼袋。还有些因素，如少数有甲状腺功能亢进突眼表现的年轻人也会较早出现眼袋。

10. 什么是遗传性眼袋？遗传性眼袋有何特点？

有些人眼袋形成过程中，遗传因素起主要作用，因此称为遗传性眼袋。遗传性眼袋与其他类型眼袋的区别主要在于以下三个方面。

（1）眼袋出现早：眼袋通常被认为是面部老化特征之一，主要是由面部软组织松弛下垂引起的，面部老化一般是人们发育成熟以后逐渐出现的生理现象。社会人群在30岁左右开始，面部软组织松弛下垂变得越来越明显，在眼睛下方表现为眼袋，并且逐年变得明显。相比较而言，有遗传性眼袋的人很早就会出现眼袋，部分人20岁以前就有较明显的眼袋。

（2）脂肪膨隆为主要表现：眼袋表现类型分为多种，包括脂肪膨隆型、皮肤松弛下垂型、混合型等。遗传性眼袋主要形成原因是眼袋脂肪脱垂，下眼睑部位呈现丘壑样隆起，以脂肪膨隆为主要表现。遗传性眼袋在年轻时就表现出来，容易受到人们关注，很早就寻求眼袋去除术治疗，让自己显得年轻有朝气。

（3）多选择内路眼袋去除术：遗传性眼袋以脂肪膨隆为主要表现，适宜选择内路眼袋去除术方法。内路眼袋去除术方法包括传统内切眼袋术和新近发展的内路眶隔脂肪释放转移术，前者适宜于眼袋脂肪脱垂为主要表现者，后者适宜于眼袋脂肪脱垂伴有明显泪沟者，不同人可以根据具体情况选择采用。

11. 为何仰头和低头时眼袋大小有变化？

人们发现，在仰头和低头等变换头部位置时，会出现眼袋大小变化，这是为何呢？

眼袋形成原因很多，其中眼球下方的眶隔脂肪脱垂是主要原因。眼睛作为人体一个重要的器官，眼球产生视觉，眼球周围是骨性坚硬的骨质眼眶，眼球受眼眶和周围脂肪等软组织保护。眼球下方的眶隔脂肪像棉絮一样填塞在下眼眶和眼球之间，对眼球起支撑和保护作用。

年轻人眶隔脂肪饱满有张力，对眼球有支撑和保护作用，位置相对固定。到了中年以后，随着年龄增长，面部软组织逐渐松弛下垂，同样眼球下方的眶隔脂肪也逐渐松弛下垂，从眼眶部位脱垂，在下眼睑部位出现软性包块样隆起，即我们所说的眼袋。

眼眶是由眼睛周围的眶骨构成，如同门框结构。当人们做仰头动作时，下眼眶抬起，对眶隔脂肪有抬举作用，眶隔脂肪回缩，脂肪脱垂现象改善，使眼袋变小；相反，当人们做低头动作时，下眼眶失去对眼球下方眶隔脂肪的抬举作用，眶隔脂肪脱垂更明显，使眼袋变大。

综上所述，在仰头和低头等变换头部位置时，由于眶隔脂肪的形态发生变化，表现为眼袋大小产生变化。

12. "黑眼圈"形成的主要原因有哪些？

"黑眼圈"和眼袋有着千丝万缕的联系，两者常常相伴存在。因此，我们要了解"黑眼圈"的主要形成原因。

"黑眼圈"表现为下眼睑部位皮肤颜色深暗，区别于面部其他部位色泽，类似大熊猫固有的眼周黑色，俗称"熊猫眼"。有些人天生就有与众不同的"黑眼圈"，有些人是在后天生活中逐渐形成的。因此，"黑眼圈"形成的主要原因与遗传因素和生活习惯有关。"黑眼圈"的形成和上述两个因素有关，那其形成的结构基础有哪些呢？"黑眼圈"形成的结构基础主要体现为三个方面。

（1）下眼睑部位皮肤质地和色泽深暗：有些人天生下眼睑部位皮肤质地和色泽较灰暗，年龄很小时就比较明显，家族成员也有类似表现，与遗传因素有关。另外，有些人因为长期习惯面部化妆，尤其是从事文艺表演人员，在下眼睑部位涂抹各种化妆品，而有些化妆品成分中含有重金属，长期以来这些重金属在皮肤表面沉积，如果没有及时清除，皮肤颜色就会变得深暗，形成难以消除的"黑眼圈"。

（2）下眼睑深层静脉循环淤滞：下眼睑深层有丰富的静脉循环系统，有些人天生此部位静脉迂曲扩张，内含丰富的暗红色静脉血液，因为下眼睑部位皮肤和肌肉层较薄，所以外观下眼睑部位颜色深暗，如同大海的深蓝色，在皮肤颜色越白皙，皮肤质地越薄的人，这种现象越明显。另外，有些人因习惯熬夜、劳累等因素，活动量少，生活缺乏调理，面色灰暗，导致静脉循环淤滞，下眼睑部位淤积静脉血，就会出现"黑眼圈"现象。

（3）眼袋形成的影响：眼袋是处于下眼睑部位的丘壑样隆起，其形成和遗传因素及生活习惯有关，有些人很早就会出现眼袋。当眼袋形成以后，下眼睑部位受眼袋脂肪扩张作用，皮肤和肌肉变得更薄，"黑眼圈"更容易显现。另外，眼袋隆起导致不同光线环境下，容易在其周围形成阴影，如同太阳照射后山的阴影，导致下眼睑某些部位色泽深暗，形成"黑眼圈"。这种受光线影响形成的"黑眼圈"，拍照或者照镜子时会变得更明显。

综上所述，只有正确认识黑眼圈形成原因，才能从根本上治疗和消除黑眼圈。

13. 如何认识下眼睑复合体？

为了实现中面部整体年轻化效果，近年来，提出了下眼睑复合体概念，那么，何谓下眼睑复合体呢？

由于下眼睑部位出现由表及里的软组织变化，包括皮肤变薄、松弛，出现皱纹；肌肉松弛、支撑力量减弱；眶隔脂肪松弛、脱垂等，形成各种类型的眼袋。青少年时期，下眼睑和中面部软组织紧密相连，软组织饱满，两者之间没有明确界限；中年以后，随着面部老化出现，各种软组织松弛、下垂程度不一，因此，出现下眼睑和中面部之间的界限，以及环绕下眼睑部位的界沟，包括泪沟、眶颧沟等。近年来，提出下眼睑复合体的概念，将下眼睑和中面部衔接处看作一个整体——下眼睑复合体，从整体出发，消除这种不同部位之间界限，达到中面部整体年轻化效果。

以往眼袋去除术方法多采用单纯处理下眼睑部位软组织方式，以达到局部年轻化效果。近年来，随着下眼睑复合体概念的提出，更强调下眼睑部位和中面部衔接处整体年轻化效果，因此，眼袋去除术方式有了新的变化。在原来单纯眼袋去除术方法中增加了新的手术内容，如眶隔脂肪释放术、脂肪注射填充术等，以消除下眼睑和中面部的界限，使下眼睑和中面部融合在一起，增强眼袋去除术后效果，实现中面部整体年轻化。

综上所述，近年来，随着下眼睑复合体概念的提出，增加了人们对眼袋的认识，对祛眼袋术的演变和发展有重要价值。

14. 为何高度近视的人容易出现眼袋？

近视对眼袋形成有影响，对于高度近视的人来说，更容易出现眼袋，这是为何呢？

眼睛近视比较常见，受家族遗传、用眼习惯等因素影响，不少人很早就出现近视。为了区分近视程度，人们根据近视度数将近视划分为轻度、中度和高度近视。近视虽然表现为视力变化，但其对眼球的结构形态也有重要影响：近视度数越高，眼球结构形态变化越明显。高度近视对眼球形态变化影响主要是使眼球前后径变长，正常眼球如同乒乓球一样，当近视度数逐渐加深时，为了适应视力变化，眼球逐渐变成类似鸡蛋形。

当近视度数加深，出现高度近视，眼球类似鸡蛋形时，眼球对其下方眶隔脂肪压力增大，增加了挤压作用，因此，这些眶隔脂肪容易脱垂，加速形成眼袋。明白了高度近视和眼袋形成之间的关系，有高度近视的人需要避免近视度数加深，以预防眼球继续变形，有效预防和延缓眼袋形成。

综上所述，高度近视的人出现眼球结构形态变化，眼球逐渐变成类似鸡蛋形，使眼球下方的眶隔脂肪受压力增大影响容易脱垂，加速形成眼袋。

15. 眼睛近视对眼袋复发有何影响？

有些人眼睛近视，做眼袋去除术后存在眼袋容易复发现象，这是为何呢？

前文叙述了高度近视会促进眼袋形成，这就是为何眼睛近视的人比视力正常的人更容易出现眼袋的原因。

眼袋去除术后效果不是一劳永逸的，术后眼球下方仍保留适量的眶隔脂肪，随着年龄增长，这些眶隔脂肪还会逐渐脱垂，形成新的眼袋，这就是眼袋复发现象。长期高度近视引起眼球变形，加速眼袋的形成，在眼袋去除术后有类似的效应。

在选择眼袋去除术前，如果有眼睛高度近视的人，需要对近视进行矫正，预防眼球进一步变形，有效避免眼袋去除术后在短期内眼袋复发，影响眼袋去除术的效果。

16. 减肥是否会让眼袋减轻或消失？

眼袋的形成和多方面影响因素有关，其中眶隔脂肪起主要作用，尤其是年轻人的眼袋。眶隔脂肪脱垂是形成眼袋的主要因素，其他因素包括下眼睑浅层的皮肤和肌肉等组织松弛，支撑力量减弱，无法有效阻止深层眶隔脂肪脱垂，会加速眼袋形成等。

既然眼袋主要与眶隔脂肪有关，通过减肥，是否可以让眼袋减轻或消失呢？带着这样的疑问，我们看看减肥的实际效果。减肥从表面上来看是通过各种途径，包括控制饮食、加强锻炼等方法，让人体重减轻，其中主要效果是人体内脂肪体积缩小。减肥产生的脂肪体积缩小，并不是脂肪细胞数量减少，只是在脂肪细胞数量不变的情况下，脂肪细胞体积缩小，所以总体显示脂肪减少。

诚然，减肥后眼袋脂肪体积也会相应缩小，这就是有些人由于各种因素，体重骤减时，出现眼窝深陷现象的原因。对于有轻度眼袋的年轻人来说，皮肤和肌肉弹性好，弹性回缩能力强，如果适当减肥，眶隔脂肪稍回缩，其浅层皮肤和肌肉等也相应弹性回缩，眼袋会减弱或消失。对于有眼袋的中、老年人来说，情况恰恰相反，当中、老年人体重骤减后，眶隔脂肪可能稍回缩，但是其浅层皮肤和肌肉弹性回缩能力弱，这与中、老年人皮肤和肌肉变薄和弹性减弱有关，皮肤和肌肉松弛下垂更明显，结果脂肪前方的支撑力量反而被削弱，眶隔脂肪更容易脱垂，因此，眼袋会变得更明显。

综上所述，对于有轻度眼袋的年轻人来说，如果适当减肥，眼袋会减弱或消失；对于有眼袋的中、老年人来说，情况恰恰相反，眼袋会变得更明显。

17. 眼袋和泪沟有何关系？

在出现眼袋后，人们发现大多伴有不同程度的泪沟表现，那么眼袋和泪沟有何关系呢？

泪沟是指眼袋下方，中央偏内侧凹槽样凹陷。眼袋和泪沟关系密切，既存在正向关系，也存在反向关系。对于中、青年人来说，眼袋主要表现为眶隔脂肪脱垂，由于泪沟韧带阻隔，脱垂的眶隔脂肪下方形成弧形凹陷，也就是我们常说的泪沟。当眶隔脂肪隆起和脱垂越明显时，其下方泪沟越深，此时眼袋和泪沟呈正向关系。当眼袋和泪沟呈正向关系时，合理消减脱垂的眶隔脂肪，或者适当释放转移眶隔脂肪填充泪沟，就能改善或消除泪沟凹陷，恢复年轻化外观。

对于老年人来说，存在两种情形：一是类似于中、青年人脂肪脱垂的眼袋类型，眼袋和泪沟呈正向关系；二是眶隔脂肪萎缩和泪沟表现呈反向关系，此时眶隔脂肪萎缩构成下眼睑部位凹陷，中面部软组织也萎缩并下垂，形成中间区域凹陷即泪沟，脂肪萎缩越明显，泪沟越明显。另外一种特殊情况是，如果眼袋去除术过程中过多地切除眶隔脂肪后，形成下眼睑部位凹陷时，也会出现泪沟表现。

综上所述，眼袋和泪沟有密切关系，既存在正向关系，也存在反向关系，只要正确认识眼袋和泪沟关系，在做眼袋去除术时，祛眼袋同时改善或消除泪沟，才能达到中面部整体年轻化效果。

18. 什么是卧蚕或眼台？

在做眼袋去除术前，有些人会想到眼睛下方的卧蚕或眼台概念，那么什么是卧蚕或眼台？对眼睛形态很重要吗？

卧蚕又称眼台，是位于眼睛下方，下眼睑上缘下方和下眼睑缘平行的长条形隆起，外观像横卧的春蚕，因此被形象地称为卧蚕。因为卧蚕又像支撑眼睛的平台，所以又称眼台，两者属于同一概念。这种眼台外形，在面部做微笑动作时，隆起更明显，位置更突出。因此，明显眼台存在时让人始终感到面部略带微笑表情，展示友好面容，能够增加亲和力。眼台在年轻人中多见，中、老年人眼台不明显。由于这种年龄区别，使得眼台的存在让人感到有朝气，而且让面部容貌显得更年轻。

眼台是怎样形成的呢？眼台内部结构实质是下眼睑上缘，由一束平行于下睑上缘，宽约5mm，增厚的眼轮匝肌构成。年轻人面部发育良好，肌肉发达，肌肉体积肥厚，面部饱满，眼台也就明显。另外，在做面部微笑表情时，该部位肌肉收缩，肌肉隆起外形更明显，让眼台外形更突出。中年以后，面部肌肉等软组织逐渐萎缩、松弛下垂，下眼睑上缘的眼轮匝肌也不例外，肌肉体积逐渐缩小，并且出现下垂、位置下移。因此，眼台外形越来越不明显，乃至逐渐消失。

在过去，因为部分人眼台明显，被视为眼袋的一种，近年来随着人们观念的改变，更多人希望保留眼台，希望通过填充或肌肉移植术形成眼台，让自己显得年轻有朝气。在选择做眼袋去除术时，人们非但不希望手术影响到眼台，甚至希望通过手术让眼台变得更明显。

综上所述，我们了解了卧蚕或眼台的形态特点，因此，做眼袋去除术时需要保留眼台，拥有眼台让人感到更年轻有朝气。

19. 卧蚕和眼袋有何关系？

卧蚕和眼袋同处于下眼睑位置，两者之间有何关系呢？

从卧蚕和眼袋的形成、结构来看，两者之间有重要关系：一是毗邻关系，需要将两者区分开来；二是互为反向映衬关系。

（1）卧蚕和眼袋毗邻关系：从上述卧蚕和眼袋构成来看，两者位置高低不同，卧蚕位于下眼睑上缘，而眼袋位于下眼睑中央和下方，卧蚕在眼袋上方。正确区分卧蚕和眼袋的位置关系很重要，不宜将卧蚕和眼袋混淆，只有这样才能将卧蚕和眼袋区分开来。有些年轻人卧蚕较明显，自己认为是眼袋，咨询眼袋去除术，这显然没有将卧蚕和眼袋区分开来，需要祛除的是眼袋，卧蚕需要保留。

（2）卧蚕和眼袋互相映衬关系：通常卧蚕明显，眼袋不明显的人，多见于年轻人；相反，如果眼袋明显，卧蚕不明显的人，多见于中、老年人。当眼袋较明显时，下眼睑下方变得隆起，眼袋和卧蚕之间界限模糊，让卧蚕不再突出。此时，如果选择眼袋去除术，消除眼袋隆起，让卧蚕下方变得平坦或自然凹陷，卧蚕就变得更明显，恢复年轻时容貌。

综上所述，卧蚕和眼袋两者之间既是毗邻关系，又是互为反向映衬关系。

20. 年龄大了为何卧蚕不见了？

有些人年轻时卧蚕很明显，中年以后，随着年龄增长，卧蚕逐渐变得不明显，乃至消失，这是为何呢？

人们到了中年以后，一方面，面部软组织发生退行性改变，下眼睑上缘的肌肉逐渐萎缩，体积逐渐变小，因此形成卧蚕的肌肉体积缩小，使本来隆起的卧蚕，逐渐变得扁平，甚至逐渐消失；另一方面，由于肌肉逐渐萎缩，肌张力减小，肌肉变得松弛，缺乏弹性，在长期重力作用下，肌肉逐渐下垂，从下眼睑上缘下移，所以卧蚕也就逐渐消失。

另外，当人们处于年轻状态时，如果没有眼袋，其上方卧蚕隆起更容易凸显，因此卧蚕比较明显；相反，当人们处于中老年时期，眼袋出现以后，突出的眼袋和上方隆起的卧蚕相互融合，模糊了两者之间的界限，因此卧蚕也就变得不明显了。

综上所述，人们到了中年以后，随着年龄增长，下眼睑上缘的肌肉逐渐萎缩，体积逐渐变小，同时肌肉逐渐下垂，从下眼睑上缘下移，卧蚕变得不明显，乃至消失，这是面部软组织老化的体现，同时眼袋形成也促进了这一现象的发生。

21. 眼袋有哪些表现类型?

每个人眼袋表现各异，具体有哪些眼袋表现类型呢?

眼袋形成的根本原因是面部老化，面部软组织松弛和下垂。因为下眼睑各层软组织的结构特征不同，老化速率也不同，表现各异。眼袋大体分为以下4种类型：①眶隔脂肪膨出引起的下眼睑软组织包块样隆起型；②皮肤、肌肉松弛下垂，表现为下眼睑皮肤皱纹增多型；③因为软组织结构特点和中面部软组织下垂，形成眼袋下方凹陷的泪沟型；④上述各种综合表现，形成混合眼袋型等。

眶隔脂肪膨出型眼袋多见于年轻人，大多有家族遗传史和生活习惯、环境等影响因素；皮肤、肌肉松弛下垂型多见于中年人，年龄越大，这种眼袋表现类型越明显；混合眼袋型多见于老年人，是上述两种眼袋类型的综合表现；以泪沟表现为主的眼袋类型可以见于各个年龄阶段人群，可以是年轻人，也可以是中、老年人。中、老年人由于中面部软组织下垂，眼袋下方的凹陷加深，促进泪沟形成，因此通常多有泪沟表现。

以往人们将年轻人下眼睑上缘眼轮匝肌肥厚情况归类为一种眼袋类型，近年来，随着医学发展，下眼睑上缘隆起不再视为一种眼袋类型。因为增厚的眼轮匝肌是形成眼台或卧蚕的重要基础，是年轻人的面部特征，有卧蚕或眼台的人反而显得年轻有朝气。

综上所述，因为每个人的眼袋类型不同，表现形式也各异，因此针对每种眼袋类型需要制订个性化手术方案。

22. 眼袋程度如何划分？

不同的人眼袋程度也不同，正确区分和认识眼袋程度，有利于选择适宜的眼袋去除术方法，那么眼袋程度如何划分呢？

（1）轻度眼袋：下眼睑部位轻微脂肪膨隆，在自然光线下不明显，在照明光线或摄影状态下可见局部凸起的眼袋，或者轻度皮肤松弛，有少许细小皱纹，下眼睑部位无明显泪沟凹陷。这是眼袋程度较轻的类型，多见于年轻人和刚刚步入中年的30岁左右人群。轻度眼袋是眼袋发展的初级阶段，在各种眼袋形成因素影响下，可以逐渐发展为中度眼袋。

（2）中度眼袋：在轻度眼袋发展基础上，逐渐形成中度眼袋，表现为下眼睑部位出现较明显的脂肪膨隆，在自然光线下可见下眼睑部位突出，或者有较明显的皮肤肌肉松弛，有较多和较长的皮肤皱纹，下眼睑部位有较明显的泪沟凹陷现象。这种眼袋表现类型多见于40岁左右人群，也可见于有明显遗传性眼袋的年轻人。中度眼袋介于轻度眼袋和重度眼袋之间，如果没有通过眼袋去除术治疗，可逐渐发展为重度眼袋。

（3）重度眼袋：是眼袋自然发展的后期阶段，多种眼袋形成因素共同作用，形成混合型眼袋，此时眼袋表现明显。重度眼袋表现为下眼睑部位明显脂肪膨隆，皮肤肌肉松弛明显，有较多深而长的皮肤皱纹，这些皱纹呈堆积状态，部分人可见眼睛下方露白或者下眼睑轻度外翻现象，下眼睑部位有明显的泪沟凹陷，部分人泪沟外侧可见较深的眶颧沟，下眼睑和中面部形成较明显的界沟样凹陷。这种眼袋类型多见于50岁以上的人群，通常年龄越大，眼袋越严重，表现越明显。

综上所述，眼袋形成是一个循序渐进、由轻到重、逐渐发展的过程。每个人眼袋表现不同，目前眼袋程度并没有统一严格区分标准，通过上述相对笼统的眼袋程度划分，有利于帮助人们准确认识眼袋，选择适宜的眼袋去除术。

23. 哪些因素会加速形成眼袋？

同龄人之间比较，有的人很年轻时就有明显的眼袋，有的人则不明显。人们之间眼袋表现不同，那么哪些因素会加速形成眼袋呢？

眼袋形成原因除了年龄因素，还可以分为先天性和后天性因素，前者是由自身遗传特性决定的，后者是生活过程中出现的各种影响因素。众多迹象表明，眼袋具有遗传性，其机制不是很明了。较早出现眼袋并且明显，甚至在20岁以前就开始有眼袋的人，说明家族遗传因素加速了眼袋形成。

眼袋形成后天性因素包括生活习惯、生活环境和疾病、外伤等因素。有经常熬夜、生活无规律、过度疲劳等生活习惯的人，容易加速眼袋形成。在持续高温环境中生活而不注意降温，在长期接受强紫外线照射环境而不注意防护的人，容易加速眼袋形成。另外，自身健康状态良好的人不容易出现眼袋；相反，自身健康状况较差，有慢性肾病、肝病、营养不良等情形的人，或者下眼睑部位有外伤形成局部畸形的人，也会加速眼袋形成。

综上所述，我们知道了加速眼袋形成的各种因素后，注意针对性防护，可以延缓眼袋形成，保持年轻面貌，让生活充满阳光和自信。

24. 为什么两侧眼袋会不一样?

多数人两侧眼袋外形表现并不完全相同，甚至一侧有眼袋，对侧无眼袋，为什么两侧眼袋会不一样呢?

人体的组织器官机构从纵向中线平面（医学上称矢状面）分为左右两侧，形体外观分为左右两部分，如双眼、双耳、双手、双足等，大体约呈镜像分配，好比站在平面镜前面镜中和镜外的人。虽然形体外观两侧大体相同，实际上其内部结构和外部形态是不完全一致的，也就是说两侧对称是相对的，两侧不完全对称是绝对的。人体两侧面部组织结构也符合这一规律，两侧下眼睑部位组织结构不完全相同，这就形成了两侧眼袋不完全相同的结构基础。

由于人们生活习惯的变化，人体两侧肢体器官的使用程度和放置体位也不完全一致，在后天的发育过程中，进一步促进了两侧形体的不对称性，比如习惯一侧用眼的人，两眼视力有差别；又如习惯使用右手的人，右侧上肢相对左侧粗壮有力等。习惯侧卧位睡觉的人，因为身体两侧所受压迫力量不同，使两侧组织内部结构发生变化，导致外部形体变化也不相同。在眼袋形成过程中，两侧面部组织经受的变化不完全相同，也会形成两侧眼袋不一样。

综上所述，由于两侧眼睑组织结构和形态不完全一致，致使两侧眼袋类型表现不同，同时表明两侧祛眼袋术有变化，术后效果也会不完全一致。

25. 年轻人和中、老年人眼袋类型有何区别?

年轻人眼袋主要形成原因是眶隔脂肪脱垂，表现为下眼睑部位突出的软性包块样隆起，其中部分人在眼袋下方有泪沟表现，下眼睑软组织松弛和下垂不明显，没有明显的皮肤皱纹。

中、老年人眼袋主要与面部老化过程有关，生活习惯和生活环境也影响眼袋形成进程，随着年龄增长，可逐年加重。人们通常在30岁左右开始出现面部老化现象，40岁左右表现更明显，主要表现为面部皮肤等软组织逐渐松弛、下垂，支撑力量减弱，下眼睑部位皮肤变薄，缺乏弹性，有明显的皮肤皱纹。中、老年人眼袋表现除了有眶隔脂肪脱垂外（部分老年人软组织萎缩、眶隔脂肪脱垂不明显），泪沟更明显，这与中面部软组织松弛下垂有关。

综上所述，年轻人和中、老年人眼袋类型有区别，但是在日常生活中由于遗传和生活习惯等因素不同，眼袋表现各异。有些年轻人眼袋也会有皮肤松弛和皱纹现象，而部分生活中注意保养的中年人眼袋皮肤松弛和皱纹也可以不明显。

26. 什么是眼睛露白现象？

做眼袋去除术时，有些人会提到眼睛露白，那么何谓眼睛露白现象呢？

眼睛露白，通俗地说，就是眼球虹膜上方、下方的眼球巩膜露出较正常偏多，容易引人注意。眼睛露白在日常生活中并不常见，所以大家都比较陌生。以下主要介绍与眼袋相关的眼睛下方露白现象。

眼睛下方露白由下眼睑上缘与眼球虹膜位置关系决定。正常情况下，下眼睑上缘包含眼球虹膜下缘上方1～2mm，或者贴近眼球虹膜，如果平视时下眼睑上缘明显低于眼球虹膜下缘，眼睛下方眼球巩膜部分显露较多，称为眼睛下方露白。眼睛下方露白形成原因是下眼睑下移、退缩或者部分缺损等因素形成。

眼睛下方露白的原因有多种，主要分为先天性和后天性原因。先天性露白是指出生后就发现存在的眼睛露白现象，后天性露白是指后来开始出现的眼睛露白现象。后天性露白形成原因包括生理性露白，如随着年龄增长，面部软组织逐渐下垂，下眼睑松弛下垂，下眼睑上缘明显低于眼球虹膜下缘，形成眼睛下方露白。另外，某些疾病和外伤引起的露白，如面瘫、外伤引起的眼睛下方露白等。在做眼袋去除术时，如果切除皮肤过多，或者引起下睑退缩等，也会引起眼睛下方露白现象。

综上所述，眼睛露白虽然不常见，但却是眼睛外形异常现象，需要预防和治疗，改善眼睛外形。

27. 泪沟是如何形成的?

泪沟出现让眼袋变得更明显,两者相辅相成,但是泪沟形成除了眼袋因素外还有哪些因素呢?正确认识泪沟形成原因,有利于有针对性地手术处理,达到良好消除或减轻泪沟的效果。

眼袋形成主要原因是眼球下方脂肪的膨出,因为膨出脂肪的隆起,所以其下方形成台阶样凹陷,就是我们所说的泪沟。毋庸置疑,眼袋是形成泪沟的主要因素之一。

随着眼袋脂肪的膨出,下垂脂肪被下方的条索状韧带阻隔,使眼袋脂肪不能和眼袋下方的软组织融合在一起,在两者之间有明显的分界线,这种分界线随年龄增长不断扩大,眼袋下方的泪沟越来越明显。因此,眼袋下方阻隔的条索状结构(医学上称为泪沟韧带)也是泪沟形成的重要因素之一。人到中年以后,中面部软组织的下垂拉开了中面部软组织和眼袋脂肪之间的距离,两者之间的凹陷和空虚越来越明显,因此,形成泪沟的另外一个重要因素是眼袋下方的中面部软组织不断下垂,尤其是老年人这种情况表现尤其突出。另外,中年以后面部皮肤、肌肉乃至骨骼萎缩等也是泪沟形成的重要因素,各种因素综合作用,形成了眼袋下方的泪沟表现。

综上所述,形成泪沟的主要因素是眼袋形成、眼袋下方条索状束带的阻隔、中面部软组织松弛下垂,其他因素包括面部皮肤、肌肉乃至骨骼等组织萎缩也有重要影响。

28. 泪沟问题的实质是什么?

我们在解决问题时,首先要了解问题的实质,这样才能有的放矢,从根本上解决问题。对于泪沟问题,也不例外,那么泪沟问题的实质是什么呢?

面部软组织附着于面部骨骼之上,不同器官、组织之间,有严格区分,医学上把面部分为数个亚单位,如眼睛区域、鼻子区域、口周区域、面颊区域等。这些亚单位不仅是外观形态上区分,而且也是深层组织结构之间的分隔,不同亚单位之间有严格的界限。年轻人面部软组织饱满,充盈于各个亚单位之间,使不同亚单位之间衔接流畅、和谐,不同亚单位之间界限相对模糊,感觉不到异常所在。中年以后,随着年龄增长,面部软组织逐渐萎缩,组织量减少,维系各亚单位之间的衔接组织作用减弱,各亚单位之间界限逐渐显现出来。

眼眶和面颊区域之间也存在生理结构上的界限，这种界限依靠深层组织分隔完成。面部组织结构分析表明，在眼眶和面颊之间有条索状的纤维，医学上称为韧带，这些韧带由深入浅，像吊篮样将眼睛和面颊区域的软组织分隔开来。在年轻人中，眼眶和面颊区域之间有丰富的软组织充盈，对眼眶和面颊区域之间衔接部位有支撑作用，区域之间界限模糊，没有泪沟表现。到了中年以后，软组织逐渐萎缩，充盈界限处的软组织减少，当韧带上方、下方软组织平衡被打破后，泪沟就显现出来。因此，泪沟存在的实质是眼眶和面颊区域之间界限的显现。

29. 如何区分下眼睑低平和泪沟凹陷？

多数人天生下眼睑部位都有浅浅凹陷平面，微笑时明显，这种下眼睑部位的凹陷和泪沟凹陷如何区分呢？

青少年时期，在眼睛下方的下眼睑部位多有浅浅的凹陷平面，这样让眼睛更显得突出和有神，由于眼袋出现，这种低平状态发生变化，下眼睑部位逐渐隆起，凹陷平面逐渐消失，取而代之的是眼袋下方的泪沟凹陷，这是面部老化的重要特征之一。青少年时期下眼睑凹陷平面是因为其上方的卧蚕（眼台）较明显，所以眼台下方低平较明显，这种低平和中面部是融合一起的，如同苹果弧面，是统一的整体平面。眼袋脂肪膨出，一方面逐渐破坏了下眼睑浅浅的凹陷平面，另一方面在眼袋下方形成弧形沟槽样凹陷，即我们常说的泪沟，泪沟将下眼睑和中面部分离开来，形成明显界限。

眼袋去除术让下眼睑部位重新出现浅浅的凹陷平面，消除眼袋和眼袋下方的泪沟，是面部年轻化的重要组成部分。部分人因为没有完全了解下眼睑部位自然凹陷平面和泪沟的区别，把眼袋去除术后恢复的下眼睑凹陷平面当作泪沟，需要予以鉴别，正确认识眼袋去除术后效果。

综上所述，青少年时期下眼睑部位多有浅浅的凹陷平面，这与面部软组织老化出现的泪沟有本质区别。眼袋去除术就是要恢复下眼睑部位浅浅的凹陷平面，消除泪沟，实现中面部整体年轻化。

30. 为何微笑时眼袋和泪沟更明显？

在眼袋形成时期，不笑时眼袋并不明显，但是在微笑时就会出现明显的眼袋和泪沟，这是为何？

眶隔脂肪由于重力作用出现下垂和移位，使脂肪前方皮肤、肌肉逐渐松弛缺乏支撑力量，难以阻止脂肪脱垂是眼袋形成的关键。由于韧带阻隔，下垂的眶隔脂肪和中面部软组织不能完全融合，形成眼睛和面颊之间弧形浅槽样凹陷——泪沟。

在年轻人中，由于下眼睑皮肤、肌肉拥有较好的支撑力量，不容易形成眼袋，中、老年人则不然，皮肤、肌肉等松弛越来越明显，支撑力量弱，眼球下方脂肪下垂移位，有明显的眼袋表现。做微笑动作时，表情肌收缩，其中包含眼轮匝肌收缩，肌肉收缩时挤压眼球下方脂肪，由于韧带的存在，限制了脂肪向下方移位。因此，脂肪只能在下眼睑上方隆起，使眼袋表现明显，其下方泪沟样凹陷更明显。

综上所述，当微笑时下眼睑部位眼轮匝肌收缩，就会挤压眼球下方眶隔脂肪，从而形成脂肪隆起和下方明显的泪沟凹陷。

31. 泪沟程度如何划分？

有些人眼袋伴有泪沟，不同的人泪沟表现也不同，将泪沟划分为不同程度，有利于选择适宜的眼袋去除术。

不同人泪沟各种形成因素作用程度不同，形成时间不同，泪沟表现形式也不同。国外医学专家根据泪沟表现，将泪沟分为一级、二级和三级，为了便于理解和区分，将泪沟程度划分为轻度、中度和重度。

（1）轻度泪沟：有眼袋表现，中面部较饱满，下眼睑和中面部交界处，中央偏内侧有浅的凹陷，做微笑表情时，泪沟变浅或消失。轻度泪沟表现为由眼袋形成下眼睑和中面部界限，面部软组织萎缩和下垂不明显，多见于年轻人。

（2）中度泪沟：有眼袋表现，中面部软组织容积减少，下眼睑和中面部交界处，中央偏内侧有较明显的凹陷，做微笑表情时，泪沟变得较明显。中度泪沟表现为由眼袋、中面部软组织轻度萎缩等因素共同作用形成，在下眼睑和中面部交界处，凹陷较明显，多见于中、老年人。

（3）重度泪沟：有眼袋或者无明显眼袋，中面部软组织容积明显减少，眼眶下方颌骨表面覆盖的软组织较薄，下眼睑和中面部交界处，皮肤表面有落差，在内侧、中央和外侧都有明显凹陷。做微笑表情时，泪沟更明显。重度泪沟表现由中面部软组织萎缩和下垂引起，眼袋和韧带等因素共同作用，加重泪沟凹陷，下眼睑和中面部之间形成明显界限，多见于中、老年人。

泪沟表现程度可以分为轻度、中度和重度，从上述分类来看，随着人们年龄增长，中年以后面部老化进程加速，面部软组织萎缩、下垂现象越来越明显，泪沟从轻度逐渐演变成中度，最后发展成重度。

综上所述，依据不同人泪沟表现不同做相映区分，有利于帮助选择适宜的眼袋去除术。

32. 泪沟和印第安纹有何区别？

印第安纹位于中面部偏外侧，也呈凹槽样皮肤凹陷，因为很像印第安人化妆时中面部的鲜艳彩绘，所以被称为"印第安纹"。有些人中面部有从上方斜向外下方的浅浅的皮肤凹陷，分不清是泪沟还是印第安纹，泪沟和印第安纹在位置形态、形成结构和治疗方法都不相同。

（1）位置形态不同：泪沟凹陷形态是从内上方到外下方的皮肤凹陷，在其下方凹槽位置接近水平方向，这与眼眶下缘接近水平位置结构相关。印第安纹的凹陷形态是从内上方到外下方斜形的皮肤凹陷，凹陷几乎成直线形，该凹陷位于泪沟下方，其上方几乎和泪沟下方接近，经常被误认为是泪沟。

（2）形成结构不同：泪沟是眼睛区域和中面部之间的界限；印第安纹则不同，其形成原因主要是面部深层颧骨和上颌骨连接处在面部皮肤表面的体现，其形成因素和先天性发育、面部软组织萎缩、中面部软组织松弛和下垂等有关。从形成结构来看，泪沟和印第安纹两者之间有本质区别，因此在治疗方法上也不同。

（3）治疗方法不同：泪沟位于眼袋下方，消除泪沟被视为祛眼袋术重要的组成部分，眼袋去除术同时消除泪沟被认为是下眼睑部位综合年轻化的内容。目前，治疗泪沟的方法主要分为两类：一类是眶隔脂肪释放转移填充泪沟方法；另一类是单纯填充泪沟方法。单纯填充泪沟方法中，生物填充材料包括玻尿酸和胶原等，也有膨体等支架材料等，自体材料主要是自体脂肪等。印第安纹的治疗方法相对局限，目前，主要是采用注射填充方法，填充材料包括生物材料如玻尿酸和胶原等，也可以选择自体脂肪注射填充方法。由于印第安纹形成和深层骨性结构连接有关，一些骨性连接处延伸的组织纤维对印第安纹的形成有重要影响，如果在印第安纹注射填充过程中采用微创分离技术，切断这些纤维联系，则有利于增强注射填充效果。

综上所述，泪沟和印第安纹都位于中面部，影响面部容貌形象，但是其位置形态、形成结构和治疗方法都不相同。

33. 除了眼袋去除术外还有哪些方法能改善眼袋？

眼袋形成是一个循序渐进的过程，眼袋形成后，手术是去除眼袋的根本方法，在眼袋形成开始阶段，有些非手术方法能改善及延缓眼袋形成。

（1）眼周按摩：眼睛周围尤其是眼睛下方部位局部按摩对改善眼袋有效。按照中医学研究理论，在眼睛周围有各种穴位，坚持按摩眼睛下方某些穴位，能够调理眼睛周围软组织结构功能，改善眼袋。

（2）眼袋贴的使用：眼袋贴是一种类似硅胶膜样材料，贴敷在下眼睑部位，对下眼睑组织有支撑作用，能改善眼袋。具有类似结构材料的各种面部贴膜，也有类似眼袋贴改善眼袋的效果。

（3）护肤品的使用：有些护肤品内含有保养和紧致皮肤作用的成分，这些护肤品在下眼睑部位坚持使用后，可改善下眼睑部位皮肤结构，延缓皮肤老化，能起到改善眼袋的效果。各种类型眼霜在眼袋形成的初期阶段都能够改善眼袋，对于已经形成的眼袋眼霜作用减弱，需要选择手术方法祛除眼袋。

（4）仪器治疗：目前有些仪器治疗对于初始阶段眼袋有改善，包括激光治疗、射频治疗、超声治疗等，不同仪器治疗方法也不同，可以从不同角度改善下眼睑部位皮肤等软组织结构，增加皮肤组织支撑力量，改善眼袋，延缓眼袋形成。

（5）其他方法：眼袋形成是一个复杂的过程，包含眼睛下方各种软组织层次和结构改变，人们尝试在眼袋形成的初始阶段采用不同的非手术方法，改善这些软组织结构，增加软组织支撑力量，改善眼袋，以延缓眼袋的形成。

综上所述，眼袋形成是一个循序渐进的复杂过程，在眼袋形成的初始阶段，上述非手术方法虽然能改善眼袋，延缓眼袋形成，一旦眼袋形成以后，手术是祛除眼袋的根本方法。

第二章

眼袋去除术的相关知识

第一节　眼袋去除术前准备

34. 眼袋去除术的历史有多久了？

眼袋去除术是目前最常见的美容整形手术项目之一，是成熟的外科技术。有些人会好奇，如此成熟的外科技术究竟有多少年的发展历史了，正本清源，才能对眼袋去除术有更大的信心。

眼袋去除术在医学上称为下眼睑整形手术，早期的眼睑整形手术只是对眼睑部位的疾病治疗和损伤修复等简单的外科操作，源于古老的医学技术，这样的医学操作已经有近千年的历史。随着人类医学知识越来越丰富，以及医学技术不断发展和进步，眼睑整形手术由简单向复杂转变，手术操作难度也逐渐增加，演变成今天各种复杂的较全面的眼睑整形手术方式。

随着社会发展，经济条件提高，人们生活日益丰富，对于自身形象的追求也变得强烈。由此，从简单美容修饰需求转变为变化更大、更持久的美容整形手术需求。随着面部美容整形项目的兴起，人们开始关注影响自己面部形象的眼袋，有眼袋让人们显得疲倦和苍老，因此，在以往眼睑整形的基础上发展了眼袋去除术。眼袋去除术是以过去眼睑整形为基础，但也有别于真正意义上的眼睑整形。眼睑整形着重于眼睑疾病的治疗和损伤修复，而眼袋去除术注重眼睑的美观要求。眼袋去除术是为健康人群服务，其本身通常没有眼睑疾病或组织缺损，只是为了满足美观需求。因此，除了基础眼睑整形技术，对眼睑部位的美学元素提出了更高的要求。

随着医学技术进步，人们开始尝试开展为美观需求而实施眼袋去除术。文献报道的资料显示，传统的眼袋去除术始于19世纪末，迄今已经有100多年的历史。在这100多年间，得益于全世界医学专家不断地探索和研究，不断地积累和丰富经验，使祛眼袋技术日臻成熟，形成了今天系统的祛眼袋技术。而且，随着对眼袋去除术的认识增加，祛眼袋技术还会不断地发展和进步，如同历史的车轮滚滚向前。

35. 做眼袋去除术如何选择医疗机构？

目前，手术是去除眼袋的根本方法，为了减少风险，达到理想的术后效果，正确选择眼袋去除术医疗机构很关键，那么如何选择理想的医疗机构呢？目前，开展眼袋去除术医疗机构有很多，主要从以下五个方面进行综合分析，帮助我们选择适宜的医疗机构。

（1）医疗机构从业许可：级别较高的公立医院，设有美容整形专业科室的医院。社会医院或医疗美容机构是指获得医疗卫生行政部门审批，准许开展医疗美容业务的正规医疗机构。

（2）医疗机构性质：医疗机构性质从出资成立方面主要分为两大类，一类是国家和地方财政出资成立的公立医院，另一类是由个人或多人合伙出资成立的社会医院或医疗美容机构。

（3）医疗机构规模：优先考虑办医规模较大，设备先进的医院，这些医院通常科室设备齐全，医院级别越高则具备越高级条件，能提供充足医疗设备和就医条件。

（4）医疗管理和监督：医疗管理规范是医疗机构安全运行的核心条件之一，医疗机构管理越规范，管理经验越丰富，社会信誉度则越高。医疗机构接受内部监督和外部监督，外部监督包括卫生行政部门监督和社会监督，受监督越严格越全面，医疗机构管理越规范。

（5）医疗从业人员资质和经验：医疗机构医疗从业人员需要有资质和丰富的眼袋去除术经验，在公立医院医生从业资格受卫生行政部门审核，社会医疗机构需要聘请具有相关资质和经验的专业医生。

综上所述，级别较高的公立医院和正规有条件的社会医疗机构才能开展眼袋去除术业务，选择有资质和丰富手术经验的医生，通过和手术医生充分交流，达成共识后择期手术，才能减少手术风险，达到术后良好的效果。

36. 做眼袋去除术如何选择手术医生？

在选择做眼袋去除术前，人们会想到选择手术医生，选择适宜自己的手术医生是眼袋去除术成功的重要因素之一。那么，祛眼袋如何选择手术医生呢？

（1）医生资质和经验：眼袋去除术是最常见的美容整形手术项目之一，实施手术医生必须有具备美容整形手术资质和丰富祛眼袋手术经验。手术医生资质是由国家统一认定的，在不同省份也有标准，医生资质可以分为初级、中级和高级三大类，对应为住院医师、主治医师和主任医师三种称呼，通常中级以上资质医生开展眼袋去除术较多。眼袋去除术经验主要与医生从业年限、开展手术例数多少相关，还与医生个人对于手术领悟和知识总结等因素相关。眼袋去除术医生技术越娴熟，掌握眼袋相关知识越全面，手术成功概率越大。

（2）医生专业信息：选择眼袋去除术前除了要知道手术医生资质外，还要了解医生手术技术和信誉程度。当今社会是信息发达的时代，可以通过各种正规网络、新闻媒体等途径了解手术医生的相关信息，也可以通过其他途径了解手术医生相关信息，如咨询曾经接受过手术医生相关成功手术经历的亲朋好友，或者通过无特殊利益关系熟人介绍等，从多方面了解手术医生手术技术和信誉程度，选择手术技术和信誉程度高的医生。

（3）医生面诊：这是选择眼袋去除术医生必不可少的环节，也是最重要的环节，在接受眼袋去除术前要和手术医生本人进行面对面的交流，较全面和较深层次地了解手术。只有通过面对面的交流，才能够建立相互信任关系，了解手术相关风险、手术过程及术后恢复过程，增强手术成功信心。

（4）相关知识：除了了解上述医生信息，眼袋去除术的成功还要具备相关设备条件，包括手术医生从业的医疗机构规模和条件等。另外，眼袋去除术属于美容整形手术项目，是选择性手术，选择手术医生的同时，也是医生选择适宜手术者的过程，是双向选择过程。

37. 眼袋去除术费用由哪些因素决定？

做眼袋去除术前，人们需要了解手术费用或者价格，以评估自己的支付能力。眼袋去除术费用没有统一标准，千差万别，那么眼袋去除术费用由哪些因素决定呢？

（1）地区差别：在不同地区，经济发展水平不同，人们平均收入水平也有很大的差别。在经济发达地区，人们平均收入水平高，各种消费水平相应也高；相反，在经济欠发达地区，人们平均收入水平低，各种消费水平也低。眼袋去除术属于美容整形手术，与人们消费水平相关，因此手术价格有地区差别，在经济发达地区手术费用要高于经济欠发达地区。

（2）医疗机构区别：同一地区的不同医疗机构，其各种手术费用都有不同的定价标准，医疗机构性质不同（分为公立医院和民营医疗机构），医疗机构规模不同，医疗机构从业医生资质和经验不同，都会影响美容手术费用的高低。医疗机构管理规范程度也会影响美容手术价格，管理规范程度高的医疗机构，美容手术定价相对透明。

（3）手术医生不同：同一医疗机构不同科室，同一科室不同医生，对眼袋去除术费用确定也各不相同。不同手术医生对于手术费用确定受各种因素影响，包括医生对手术价值观认识不同，对手术方式选择不同，对手术具体操作方法选择不同等，这些都会影响手术费用的高低。

（4）手术方式不同：眼袋去除术方法有多种，每种手术方法的具体手术方式，以及手术操作复杂程度和难易程度各不相同，其手术费用也各不相同。譬如，针对眼袋下方的泪沟凹陷，近年来发展的眶隔脂肪释放转移术等方法，增加了对于眼袋脂肪处置内容，手术操作复杂程度和难度相应增加，手术费用也相应增加。做眼袋去除术时，如果增加了其他手术项目，如眶隔紧致、外眦（外眼角）悬挂等手术方式，手术费用也会相应增加。

38. 眼袋去除术费用是多少？

祛眼袋手术属于医疗美容范畴，接受祛眼袋手术的人需要支付相关治疗费用，那么祛眼袋手术费用是多少呢？

同一种服务商品在不同时期的价格是不同的，随着同期物价水平波动而变化，也随着供求关系变化而波动，很难维持一个稳定不变的价格。祛眼袋手术价格也符合这一规律，现在手术价格和10年前祛眼袋费用相比有成倍增长趋势，10年后祛眼袋手术价格也会出现类似变化。因此，我们这里讨论的费用问题是指本书出版时间的费用水平。

祛眼袋围绕以手术为核心产生各项治疗相关费用，包括术前检查费用、使用药品费用、使用材料费用、管理和护理费用等，其中手术费是主要收费项目，占所有支付费用八成以上。因此，本文专指手术费用或者手术价格。

祛眼袋手术价格影响因素较多，包括地区差别、医疗机构区别、手术医生不同、手术方法不同等，很难有统一价格标准。由于祛眼袋手术价格受多种因素影响，变化区间较大。因此，本文提供价格参考区间，实际产生费用稍有出入。

目前国内祛眼袋手术价格在1万～3万元，物价水平偏低或者供求关系不紧张的地区手术费用可能低于1万元，物价水平高或者供不应求地区手术费用可能为3万元左右。

关于手术费用，这里需要特别提示几点：①祛眼袋手术价格专指各种手术方法祛眼袋产生的费用，不包含祛眼袋以外的其他美容整形手术项目费用。②祛眼袋手术价格是指初次祛眼袋手术费用，不包含祛眼袋术后修复费用。③祛眼袋手术价格通常是指双侧同期祛眼袋手术费用，不包含单侧祛眼袋手术费用。

39. 适龄女性做眼袋去除术时为何需要避开月经期？

身体发育成熟的健康女性，在某一年龄段有周期性月经，她们在选择做眼袋去除术时，需要避开月经期，这是为何呢？

月经期是身体发育成熟健康女性在某一年龄段的生理特征，在月经期间除了女性生殖系统有变化外，身体功能也有一些变化，其中包括自身凝血机制减弱、身体相对虚弱、抵抗力减弱等。

眼袋去除术属于择期手术，手术需要选择合适的时机，在适宜时间做手术才会降低手术风险，保障手术安全和术后效果。适龄女性选择做眼袋去除术时，需要避开月经期，主要有以下三方面因素。

（1）眼袋去除术过程中会损伤到细小血管，术中需彻底止血，以保障手术安全。如果女性月经期间做手术，由于凝血机制减弱，少量出血不宜快速止血，影响手术操作，增加手术风险。

（2）如果女性处于月经期，在眼袋去除术切口未完全愈合前，受过度运动、情绪紧张等因素影响，导致血压升高，细小血管末端重新开放，引起少量出血，此时血液不容易很快自凝，形成局部血肿或淤青等，使术后恢复期延长，影响术后效果。

（3）眼袋去除术有一个局部创伤和恢复过程，在身体健康状况良好，身体抵抗力强时有利于术后快速顺利恢复，能够降低手术风险。如果适龄女性在

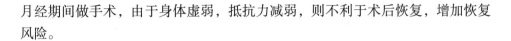

月经期间做手术，由于身体虚弱，抵抗力减弱，则不利于术后恢复，增加恢复风险。

40. 眼袋去除术和内眦赘皮矫正术先做哪项？

内眦赘皮是医学术语，通俗地说，就是内眼角部位有多余皮肤的意思。内眦赘皮在亚裔人种中比较常见。内眦赘皮会遮挡内眼角部位，使眼睛内眼角不能够充分地显露出来，因此眼睛长度缩短，使眼睛显小。当有些人眼袋伴有下睑类型内眦赘皮时，该如何选择眼袋去除术和内眦赘皮矫正术的顺序呢？

如果选择先做眼袋去除术，下眼睑内侧的眶隔脂肪切除或释放转移后，局部出现凹陷，形成内眦赘皮和下眼睑部位的平面落差，内眦赘皮会显得较明显，后期需要选择做内眦赘皮矫正术改善。如果选择先做内眦赘皮矫正术，内眦赘皮充分矫正后再开展眼袋去除术，下眼睑部位变成单纯眼袋去除术，术后下眼睑部位局部平整，显得更年轻。因此，当有下睑内眦赘皮的人选择眼袋去除术时，先矫正内眦赘皮较好，如果选择先做眼袋去除术，后期选择矫正内眦赘皮术也能够取得较好的术后效果。

41. 眼袋去除术前如何区分眼鼻分界线和泪沟？

眼鼻分界线和泪沟都位于眼睛周围，前者是面部五官的自然分界线，后者是随着年龄增长出现的面部老化特征，泪沟可以通过眼袋去除术改善或消除，因此，眼袋去除术前正确区分两者很重要。

眼鼻分界线是眼睛和鼻子之间相互融合处两者之间的界限，是面部自然构成部分，眼鼻分界线位于眼睛内侧和同侧鼻侧之间，从眉毛下方的鼻根部位开始，向下方延伸，其向下方延伸位置在内眼角和同侧鼻翼外侧连线上。眼鼻分界线在不同人中表现程度不同，由各种原因引起的眼球前突，如高度近视的人，其眼鼻分界线更明显。

泪沟是眼睛区域和中面部衔接部位的凹陷，中年以后，随着年龄增长，泪沟越来越明显，在眼袋去除术前要正确区分眼鼻分界线和泪沟。

从位置来看，眼鼻分界线位于泪沟上方，而泪沟位于眼鼻分界线下方；从外形上来看，泪沟往往是眼鼻分界线下方的延续。因此，人们容易将眼鼻分界线和泪沟混淆。手术前准确区分眼鼻分界线和泪沟，一方面让接受眼袋去除术的人认识到两者的区别和预测术后效果；另一方面也有利于明确手术范围，设计合理的手术方案。

综上所述，眼鼻分界线和泪沟都位于眼睛周围，在眼袋去除术前要正确区分眼鼻分界线和泪沟，对于眼袋去除术的设计和术后效果的评价等均有重要作用。

42. 哪些人群需要填充泪沟？

有些人眼袋伴有不同程度的泪沟，为了消除泪沟，不同医生答案也不相同，有些医生建议填充泪沟，有些医生不建议填充泪沟，到底哪些人群需要填充泪沟呢？由于年轻人和中、老年人的泪沟情形不同，分别予以说明。

针对年轻人较浅的泪沟凹陷，通常选择眼袋去除术，术后泪沟自然改善或者消除，不需要对泪沟另外填充，如果此时填充泪沟就会让下眼睑外形显得平直、呆板，无法体现年轻人固有的下眼睑自然外观。对于少数泪沟明显，甚至比眼袋更明显的人，可以选择眶隔脂肪释放转移术消除泪沟，也可以选择注射填充方法消除泪沟。

中、老年人眼袋大多较明显，面颊部软组织松弛下垂形成较深的泪沟凹陷，则需要填充泪沟处理。因此，对于中、老年人眼袋伴有较明显的泪沟情形时，通常需要选择泪沟填充方法。

综上所述，不同人眼袋和泪沟的表现也不同，因为个体差异很大，要根据自身情况决定是否需要填充泪沟。如果需要填充泪沟，则选择适宜的填充泪沟方法。

43. 眼袋脂肪量够不够填充泪沟？

当眼袋伴有泪沟，在选择眼袋去除术时，需要采用眶隔脂肪释放转移术填充泪沟，以增强眼袋去除术的效果。那么，眼袋脂肪量是否能够满足填充泪沟？或者需要另外填充脂肪呢？

根据不同年龄段泪沟的形成特点，来具体分析眼袋脂肪是否能够满足填充泪沟需求。对于年轻人来说，主要是由眼袋脂肪脱垂引起，因此，如果单纯切除眼袋脂肪，泪沟会有很大改善；如果保留部分脂肪填充泪沟，能够增强眼袋去除术后效果，眼袋脂肪除了能够满足填充泪沟需求外，还可以切除部分多余的脂肪。对于中年人来说，眼袋脂肪脱垂也是泪沟形成的主要因素。同年轻人类似，眼袋脂肪除了能够满足填充泪沟需要求外，也可以根据情况切除少量脂肪。对于老年人泪沟来说，存在中面部软组织下垂及眼袋脂肪萎缩现象，即使眼袋脂肪全部用于填充泪沟，也有眼袋脂肪不能满足填充泪沟和中面部凹陷的现象，则需要另外填充脂肪以增强填充泪沟效果。

综上所述，对于年轻人和中年人来说，眼袋脂肪除了能够满足填充泪沟需求外，也可以根据情况切除少量脂肪（部分天生中面部凹陷需要另外填充脂肪者除外），对于老年人来说，则可以根据需要另外填充脂肪，以增强术后效果。

44. 泪沟注射填充材料主要有哪几种？各有何优缺点？

泪沟注射填充材料主要分为两大类：一类是生物材料，主要包括玻尿酸和胶原蛋白；另一类是自体脂肪。

（1）玻尿酸：材料生物学名称为"透明质酸"，是一类透明质酸高分子材料，目前主要采用生物合成方法批量生产。透明质酸材料可以通过物理或者化学方法调整分子结构，有大分子和小分子透明质酸等不同产品。目前，不同生产厂家销售玻尿酸品牌不同，医美玻尿酸产品分为国产和进口产品，主要材料成分相近或相同。

（2）胶原蛋白：是生物组织重要的构成部分，皮肤、软骨等组织中都含有丰富的胶原蛋白，目前主要采用生物提取方法，批量生产胶原蛋白产品。胶原蛋白材料经过特别处理，注射到人体后可避免排斥反应。医美胶原蛋白能够被体内蛋白酶分解，胶原蛋白注射到人体维持一段较长时间填充效果后被吸收。

（3）自体脂肪：自体脂肪注射填充实质是自体脂肪细胞游离移植过程，从身体其他部位吸取脂肪细胞，经过处理后注射填充到泪沟凹陷部位，使脂肪细胞重新成活，起填充效果。移植自体脂肪细胞有成活率，据文献报道，注射移植脂肪细胞成活率在40%～70%，未成活脂肪细胞可被液化、吸收。

生物材料（玻尿酸和胶原蛋白）的优点是厂家批量生产，有现成产品可以应用，注射填充过程简便、快捷；缺点是生物材料维持填充效果在半年到1年，产品完全吸收后失去填充效果，需要再次补充注射。自体脂肪优点是自体脂肪细胞没有排斥反应，成活脂肪细胞有长期填充效果，填充一次或几次后能够维持相对稳定填充效果，缺点是注射填充过程需要通过手术完成。

45. 脂肪和玻尿酸注射填充泪沟有何区别？

目前，注射填充材料主要分为自体脂肪和生物材料，其中常见生物材料是玻尿酸和胶原等。我们以玻尿酸为代表，比较自体脂肪和玻尿酸注射填充泪沟优缺点。

自体脂肪注射填充泪沟优点有：①自体脂肪细胞来自身体其他部位，不存在排斥反应；②填充脂肪细胞部分成活后，具有持久填充效果，多数人填充1～2次后，能够维持填充效果多年。自体脂肪填充泪沟缺点有：①自体脂肪需要通过吸脂手术从身体其他部位提取，过程相对复杂，存在手术风险，恢复过程相对缓慢；②移植脂肪细胞活性受手术过程影响，存在移植细胞成活率高低问题，部分未成活细胞被液化吸收，或者被钙化、被包裹形成小包块等。

医美玻尿酸因为生产厂家不同，产品类型不同，名称各异。玻尿酸填充泪沟优点有：①有现成注射填充产品，材料来源广泛；②注射填充过程相对简单，创伤小，门诊注射后不需要较长时间休养就可以参加学习或工作。玻尿酸填充泪沟缺点有：①玻尿酸系生物制剂，虽然产品质量要求严格，但少数人对玻尿酸填充产品仍有排斥反应；②玻尿酸是短期填充剂，一次注射填充效果维持6个月到1年，每年需要重复注射，才能达到相对持久的填充效果等。

综上所述，自体脂肪和玻尿酸都能够用于注射填充泪沟，无论从材料来源、注射填充技巧，以及填充效果维持时间等方面两者都有区别。

46. 什么是结膜炎？有结膜炎的人是否可以做眼袋去除术？

结膜炎是比较常见的结膜炎症性疾病，主要表现为迎风流泪，反复出现的结膜发红，经过一段时间治疗后症状缓解，在用眼过度劳累后容易复发。有些曾经得过结膜炎，或者当下有结膜炎的人是否可以做眼袋去除术呢？

结膜炎是由各种病原微生物引起的结膜感染，包括病毒、细菌等，其中常见的是沙眼衣原体感染引起的结膜病变，是一种比较常见的眼科传染病，俗称"红眼病"，临床表现为眼睛结膜充血、发红、流泪等。以往由于人们经济条件受限制，卫生条件较差，没有对这种传染病的充分认识，密切接触人群可以通过共用毛巾等生活物品相互传染，患结膜炎的人数较多。随着人们注重健康卫生，对于眼睛结膜炎逐渐有足够的认识和预防，这种结膜炎患病人数相对减少。

结膜炎主要是结膜病变，结膜炎的发展阶段分为急性期和慢性期，急性期症状明显，有眼睛红肿、疼痛、怕光、流泪等；慢性期症状较缓和，眼科检查时表现为眼睑结膜表面细小颗粒状结节，容易确诊。急性结膜炎经过治疗或者患者自身健康状况改善后可逐渐演变成慢性结膜炎，慢性结膜炎在某些特定条件下，如劳累和眼睛不够卫生等情况下可以转变成急性结膜炎。目前，红霉素眼膏、氧氟沙星眼膏、氯霉素眼药水是比较常用的治疗结膜炎药物，让眼睛休息和坚持使用针对性眼药1周左右，使症状缓解，病情多得到良好的控制。

因为眼袋去除术范围包括在下眼睑部位，如果内路眼袋去除术则需要在下睑结膜做切口，外路眼袋去除术也邻近下睑结膜，结膜炎会对手术有影响。急性结膜炎发作期不适宜做眼袋去除术，只有在结膜炎得到良好治疗，处于稳定期时才能够接受眼袋去除术。在眼袋去除术前后都需要局部使用抗生素软膏、眼液，保护切口，对结膜炎也可以有很好的治疗作用，有利于眼袋去除术后快速顺利恢复。

综上所述，有结膜炎的人可以做眼袋去除术，但是结膜炎急性发作期不适宜做手术，需要到专科医院接受正规治疗，在无结膜发红、无刺激等不适症状时，休养2周以上就可以做眼袋去除术了。

47. 什么是眼干燥症？眼干燥症是否可以做眼袋去除术？

部分人因为各种原因存在眼干燥症，眼干燥症是否适合做眼袋去除术？

眼干燥症是一种泪腺分泌功能障碍，泪液成分过少而引起的干燥性角膜、结膜炎，是一种难以治疗的慢性眼科疾病。眼干燥症常见的症状是眼部干涩和异物感，其他症状有烧灼感、畏光、疼痛、视物模糊、易疲劳、黏丝状分泌物等。造成眼干燥症的病因是多方面的，主要是基于免疫的炎症反应、细胞凋亡、性激素水平的改变等引起的泪液成分分泌不足和眼睑不能完全闭合，生活在干燥、高温环境中引起的眼科疾病。轻度眼干燥症可以注意保护眼睛，避免用眼疲劳，并及时到眼科就诊，对于较重的眼干燥症需要到眼科接受正规治疗。

无论是内路还是外路眼袋去除术，都是在下眼睑部位操作，与位于眼眶内上方的泪腺距离远，不会伤及泪腺。外路眼袋去除术区别于内路眼袋去除术主要是做皮肤切口，如果切除皮肤过多有下眼睑外翻，眼睛不能完全闭合的风险。如果眼睛不能完全闭合，眼睛内保持润滑作用的泪液容易挥发，眼睛容易干燥，使眼干燥症加重。由此可见，内路眼袋去除术对眼干燥症无明显影响，外路眼袋去除术如果切除皮肤过多，眼睛不能完全闭合就会对眼干燥症有影响。

综上所述，有眼干燥症的人如果接受眼袋去除术，手术前要向医生说明眼干燥症病情，需在眼科接受治疗，待病情稳定后可以做眼袋去除术，内路眼袋去除术对干眼症无明显影响，如果接受外路眼袋去除术，切除皮肤的量要保守，避免眼睛闭合不全，使眼干燥症加重。

48. 眼袋去除术影响睫毛吗？

多数爱美人士都希望拥有长而有弧度的睫毛，眼睛上方、下方睫毛能够增加眼睛的美感。那么，眼袋去除术是否影响睫毛呢？

睫毛是生长在上、下眼睑边缘的毛发，是眼睛重要附属结构，睫毛分为上眼睑睫毛和下眼睑睫毛。眼袋去除术在下眼睑部位进行手术操作，因此只与下眼睑睫毛有关系。下眼睑睫毛分布于下睑缘，每个人的下眼睑睫毛的长度、弧度，以及稠密程度都不同。下眼睑睫毛和人体其他部位毛发一样，由皮肤深层的毛囊生发，睫毛周期性脱落，然后由新生的睫毛替代。下眼睑睫毛能够增加眼睛的美感，对眼睛的保护功能方面没有上眼睑睫毛重要，因此有些人下眼睑睫毛比较稀疏，除了逆向生长的睫毛对眼睛有影响外，下眼睑睫毛对眼睛功能没有影响。

内路眼袋去除术选择下睑结膜切口，因此对下眼睑睫毛无影响，除了特别情形改变睫毛方向外，对于睫毛生长没有影响；外路眼袋去除术选择下睑皮肤切口，如果切口靠近下眼睑睫毛可能会影响睫毛生长方向。外路眼袋去除术为了不影响下眼睑睫毛，切口偏向外侧，避免损伤下眼睑睫毛毛囊。外切眼袋皮肤切口如果不损伤下眼睑睫毛毛囊，即使术后早期出现少量睫毛脱落，术后一段时间，保留完好的毛囊还会生发新的睫毛，因此不影响睫毛生长。外路眼袋去除术时要保守切除松弛皮肤，避免切除皮肤过多，引起下睑轻度外翻，改变下眼睑睫毛方向。

综上所述，内路眼袋去除术可能会改变睫毛生长方向而不影响睫毛生长，而外路眼袋去除术不仅可以影响睫毛生长方向还可能影响睫毛生长，外路眼袋去除术需要避免对下眼睑睫毛的影响。

49. 下眼睑倒睫能做眼袋去除术吗？

有些人下眼睑有睫毛逆向生长，医学上称为"倒睫"，那么有下眼睑倒睫的人能做眼袋去除术吗？

倒睫是眼睑缘睫毛逆向生长现象，分为上睑倒睫和下睑倒睫，这里我们主要讨论和眼袋去除术密切关联的下睑倒睫。下睑倒睫主要是逆向生长的睫毛倒向眼睛方向，刺激眼球，引起疼痛、流泪等不适表现，如果长时间刺激眼睛，不及时治疗可能会影响视力。倒睫由多种原因引起，有些是出生后随着生长发育出现睫毛逆向生长情形，有些是老年性下睑皮肤松弛引起等。下睑倒睫治疗方法有多种，包括电解拔除倒睫的睫毛、手术矫正倒睫等，其中手术适量切除部分下睑皮肤和肌肉改变眼睑内翻，让睫毛外向生长是一种很有效的治疗方法。

对于有下睑倒睫的人，可以选择外切眼袋方法，在眼袋去除术过程中适量切除下睑皮肤和肌肉，缝合皮肤切口时将下眼睑上缘皮肤外翻缝合，改变下睑内翻，以及睫毛生长方向，同时矫正下睑倒睫，一举两得。

综上所述，有下睑倒睫的人如果同时伴有眼袋，可以选择外切眼袋方法，适量切除部分下睑皮肤和肌肉，在眼袋去除术同时矫正下睑倒睫。

50. 眼袋去除术和近视矫正术先做哪项？

有些人眼睛近视，眼袋也很明显，眼袋去除术和近视矫正术通常需要先后完成，那么，先做哪项手术效果较好呢？

由于近视引起眼球变形，眼球对周围软组织的压力也有变化，其下方眶隔脂肪组织容易受到挤压、脱垂形成眼袋，由此可见，近视会促进眼袋的形成，这是多数高度近视的人很早就出现眼袋的重要原因。

虽然祛眼袋方法多种多样，其本质就是对眶隔脂肪的正确处理，包括脂肪部分切除和脂肪位置转移等，不同人可根据眼袋类型选择适宜的祛眼袋方法。

从近视和眼袋形成关系来看，如果近视得到矫正后，可以阻止眼球继续变形，维持眼球及其周围软组织结构形态，以延缓眼袋形成。如果先开展眼袋去除术，近视因素仍然存在，术后眼球下方眶隔脂肪再次出现受挤压脱垂，眼袋容易复发。通过上述先后治疗顺序比较，建议先做近视矫正术，等到恢复良好后，再做眼袋去除术为宜；有些特殊情形的人也可以先做眼袋去除术再做近视矫正术。

综上所述，有些人眼睛近视，眼袋也很明显，在选择眼袋去除术和近视矫正术时，通常先做近视矫正术，等到恢复良好后，再做眼袋去除术，特殊情形例外。

51. 哪些常见疾病对眼袋去除术有影响？

眼袋去除术前、术中、术后都需要保持良好的身体健康状态，包括心、肝、脑、肺、肾等重要脏器功能正常，以排除疾病对手术的影响。那么，哪些常见疾病对眼袋去除术有影响呢？

（1）高血压：在平静状态下，测量收缩压和/或舒张压均高于正常标准（收缩压140mmHg，舒张压90mmHg），可诊断为高血压，超过正常值越多，高血压程度越严重。高血压除了本身疾病外，对眼袋去除术的重要影响包括手术过程中切口容易出血，难以止血，术后切口出血容易形成血肿、淤青等。因此，为了保障手术安全，避免手术风险，血压正常或接近正常时才能够接受眼袋去除术。

（2）糖尿病：当血糖水平超过正常标准（空腹血糖低于6.1mmol/L，餐后血糖低于7.8mmol/L），达到糖尿病诊断标准时，可诊断为糖尿病。糖尿病除了本身疾病外，对眼袋去除术的影响包括手术过程和术后身体抵抗力减弱，切口愈合能力弱等。为了保障手术安全，避免手术风险，血糖水平正常或接近正常时才能够接受眼袋去除术。

（3）贫血：当血液中血红蛋白低于正常标准（女性低于110g/L，男性低于120g/L），诊断为贫血，血红蛋白越低，贫血越严重。贫血除了本身疾病外，对眼袋去除术的影响包括手术过程和手术后身体抵抗力减弱，切口愈合能力弱等。因此，为了保障手术安全，避免手术风险，血红蛋白水平正常或接近正常时才能够接受眼袋去除术。

（4）其他疾病：除上述常见疾病外，其他疾病如高脂血症、甲状腺激素水平异常等对眼袋去除术也会有不同程度的影响，需要调整到正常或接近正常水平时才能接受手术。

综上所述，只有身体健康状态良好，上述疾病检查值正常或接近正常时才能够接受眼袋去除术，以保障手术安全，避免手术风险。

52. 有高血压的人能做眼袋去除术吗？

人们到了中年后，人体功能发生变化，有些人受遗传因素或者生活习惯影响，出现高血压，那么有高血压的人能做眼袋去除术吗？

有高血压的人，心脏和血管结构都有变化，长期处于高血压状态的人血管弹性降低，血管内灌注压力升高，这好比水管内压力增高，水管内液体容易溢出一样。因此和血压正常人相比，有高血压的人手术部位细小血管内血液容易溢出，切口容易出血。正常人做眼袋去除术时，为了减少术中切口出血，延缓麻醉药被人体吸收，在局部麻醉药中添加了肾上腺素药物成分，肾上腺素药物会增加心率，使血压进一步升高。如果有高血压的人接受眼袋去除术时，局部注射肾上腺素后，血压升高使切口出血风险增加，进一步增加了手术风险。

有高血压的人术前要到心血管内科就诊，选择适宜的口服降压药，接受系统降压治疗，使血压接近正常水平才能接受手术。在术前、术中和术后都要继续降压治疗，维持血压水平稳定，避免血压升高引起切口出血。

综上所述，有高血压的人可以做眼袋去除术，为了降低手术风险，术前、术中、术后都要进行降压治疗，使血压接近正常水平，以减少手术出血和其他相关风险。

53. 高血压对眼袋去除术有哪些不良影响？

如果有高血压的人接受眼袋去除术，手术过程和手术前后都需要控制血压水平，避免高血压对手术有不良影响。那么，高血压对眼袋去除术有哪些不良影响呢？

眼袋去除术过程中，对下眼睑部位组织进行精细切割分离，一些细小血管和毛细血管受到损伤，血管内血液溢出，需要及时止血。有高血压的人如果手术过程中没有很好地控制血压水平，可以引起以下不良影响：毛细血管内压力增加，出血量稍增多，难以瞬间止血，手术部位被少量血液模糊，组织层次不够清晰，不利于手术精准操作；手术止血过程延长了手术时间，从而延长了手术过程；术中少量出血，术后局部淤青明显，延长了术后恢复期，也增加了手术风险等。

眼袋去除术后早期是下眼睑部位切口愈合的关键时期，手术过程中损伤的细小血管在术后早期有一个闭合和修复阶段。有高血压的人如果术后没有很好地控制血压，可出现以下不良影响：身体活动或情绪激动时血压升高，细小血管闭合断端重新开放，有少量血液溢出，形成切口少量出血现象；少量出血从切口流出，造成受术者心理紧张；少量出血聚集在切口内形成局部血肿，影响术后恢复和效果等。

综上所述，如果有高血压的人接受祛眼袋手术，手术过程和手术后都需要控制血压水平，避免高血压对眼袋去除术有不良影响。

54. 有高血压的人祛眼袋围手术期如何控制血压水平？

除了高血压本身对人体健康有影响外，未被良好控制的高血压也会增加外科手术风险，从而影响手术安全和手术恢复期效果。为了降低手术风险，保障手术安全，祛眼袋围手术期对血压高的人有哪些具体要求呢？

对于有高血压或可能有高血压的人要在做眼袋去除术前向医生说明自己平时健康状况和血压测量情况，如果术前半年内未做过体格检查的人也要说明未检测血压事项。高血压有遗传倾向，对于家族成员尤其是有血缘关系的人有高血压时，需要定期测量血压，术前近3个月未测量血压时要向医生说明。如果既往体检被发现有高血压时，要向医生说明自己血压状况，包括高血压未治疗前收缩压和舒张压水平，经过降压治疗后收缩压和舒张压水平，降压治疗期间收缩压和舒张压变化情况等。当医生了解到高血压较详细的情况后，才能避免高血压对手术的影响。

有高血压的人做眼袋去除术必须在围手术期使血压接近正常水平，即收缩压低于140mmHg和舒张压低于90mmHg，即使手术过程中情绪紧张或疼痛等各种不适刺激引起血压升高时，也要通过各种治疗措施让血压回归到接近正常水平。眼袋去除术通常是局部麻醉手术，局部麻醉药中会添加少量肾上腺素药物，该药物会引起心率增加，使血压升高。在术前向医生说明血压情况，可减少药物用量，避免血压升高。眼袋去除术没有禁食要求，围手术期要遵循专科医生指导继续口服降压药治疗，不改变治疗药物剂量和使用时间，使血压接近正常水平。稳定情绪是有效的降压措施之一，围手术期要保持轻松、愉快的心情，不宜过于紧张，以增加手术风险。

综上所述，有高血压的人做眼袋去除术时，围手术期使血压接近正常水平，这样才能降低手术风险，保障手术安全。

55. 什么是贫血？有贫血的人能做眼袋去除术吗？

有些人在眼袋去除术前体检时发现有贫血，那么有贫血的人能做眼袋去除术吗？

贫血是一种人体血液中红细胞含有的血红蛋白量低于医学规定的界值现象，目前，女性血红蛋白含量低于110g/L，男性低于120g/L时（特殊情况除外，如孕妇等）就可以诊断为贫血。血红蛋白是维持人体正常功能的重要成分，其主要功能是向人体组织内细胞传输氧，将氧输送到身体的各个部位，而氧是人体细胞活性的基础，缺少氧时细胞活性就会减弱甚至消失。如果血红蛋白含量低时，血液红细胞运输氧的能力就减弱，如果过低甚至影响生命安全。

根据血液中血红蛋白的含量，将贫血分为以下几类：轻度贫血是指血红蛋白含量低于正常值而高于90g/L；中度贫血是指血红蛋白含量介于60g/L和90g/L之间；重度贫血是指血红蛋白含量介于30～60g/L等。中年女性由于饮食习惯、生理期月经量过多或经期过长、其他各种因素或疾病可以出现不同程度的贫血现象。贫血会表现为乏力、疲倦、心慌、气促等症状，比较明显的特征是皮肤缺乏正常光泽，面色发黄或肤色变得苍白，以指甲面和口唇部位颜色变浅最为明显。因为贫血影响身体健康，体检发现贫血时，要到专科进行系统检查，找到贫血原因后有针对性地进行系统治疗，纠正贫血，恢复身体健康状态。

眼袋去除术方式各不相同，术后下眼睑部位切口和创面需要恢复过程，当人体处于健康状态时，术后恢复过程顺利，可以降低手术风险。术前检查血红蛋白含量正常或属于轻度贫血而且进行适当饮食调整后才能够接受眼袋去除术，如果有中度或重度贫血的人要接受专科系统治疗，当贫血得到纠正，血红蛋白恢复到正常或接近正常水平才能接受眼袋去除术。

综上所述，有些人在术前体检发现贫血时，需要区分贫血程度，决定是否可以手术。如果是轻度贫血，调整饮食后可以手术；如果是中度或重度贫血则需要进行系统检查，找到贫血原因后有针对性地系统治疗，当贫血得到矫正，血红蛋白含量达到或接近正常水平时才能够接受眼袋去除术。

56. 血糖高的人能不能做眼袋去除术？

有些人因为遗传、生活习惯等因素，出现机体代谢功能变化，如血糖升高等。那么，血糖高的人是否可以做眼袋去除术呢？

血糖高对中、老年人来说并不罕见，如果血糖浓度超过一定高度，就会对人体功能产生多方面的影响。血糖高和手术相关影响主要有以下几个方面：①血糖升高超过一定范围后使人体免疫力下降，抗感染能力降低，增加了手术切口感染风险；②过高的血糖水平使切口愈合能力下降，切口愈合时间延长；③长期过高的血糖水平可以引起全身功能发生改变，人体某些重要组织器官会出现相应的变化，增加手术风险。由此可见，在眼袋去除术前血糖水平过高，如果没有得到很好的治疗和控制会对手术有影响。

血糖水平高的人，如果经过正规、系统的内科降血糖治疗，使血糖接近正常水平时可以接受眼袋去除术。在手术过程中避免使用引起血糖升高的含糖类输液治疗、控制血糖水平，术后仍然严格控制血糖水平、继续降血糖治疗，让血糖接近正常水平。经过术前、术中和术后序列连贯的控制血糖治疗，当血糖接近正常水平时，则对眼袋去除术影响较小。

综上所述，围手术期维持稳定的血糖水平，有利于减少手术风险，术后快速顺利恢复。

57. 甲亢或甲减治疗后是否可以做眼袋去除术？

有些人曾经患有甲状腺功能亢进（甲亢），或者甲状腺功能减退（甲减），经过治疗后，甲状腺功能正常或者接近正常，那么这些人能否做眼袋去除术呢？

甲状腺激素是维持人体正常生理功能重要构成部分，通过各种内分泌调节途径，甲状腺激素水平维持在一定范围内，才能够保持人体健康状态。当某些疾病导致甲状腺功能异常，影响甲状腺激素分泌时，需要针对性治疗，使甲状腺素恢复到正常水平。人体血液中游离甲状腺激素 T_3 和 T_4 能够反映甲状腺功能状态，如果甲状腺激素水平高于正常值称为甲亢，如果甲状腺激素水平低于正常值称为甲减。甲亢和甲减均属于非正常状态，需要接受相应的治疗。

如果曾经有甲亢或甲减时，需要经过相应的治疗，使甲状腺激素水平达到或者接近正常水平时才能够接受眼袋去除术。可以是经过一段时间正规治疗，甲状腺激素水平恢复正常，手术前已经停用治疗药物；也可以是经过一段时间正规治疗，目前甲状腺激素水平稳定，继续服用药物，维持甲状腺激素正常或者接近正常水平。当甲状腺激素水平还没有达到或者接近正常水平，服用治疗药物不规律，甲状腺激素水平波动较大时，需要经过正规的治疗，使甲状腺激素水平正常或者接近正常时才能够接受眼袋去除术。

综上所述，眼袋去除术前如果曾经患有甲亢或甲减，经过正规的治疗，甲状腺激素水平正常或接近正常，已经停用药物的人，或者正在接受药物治疗，无生活不适表现的人，可以接受手术。

58. 眼袋去除术前后需要停止服用中药吗？

在接受眼袋去除术前后，有些人在服用一些中草药或中成药，或者食用各种药膳，调理身体，调整健康状态。那么，这些人需要停止服用中药或药膳吗？

中医药是中国传统文化之一，内容博大精深，其中各种中药成分复杂，药理机制复杂，目前部分中药成分和机制尚未十分明确。有些中药成分如"三七"等对人体凝血机制有影响，有些中药成分或药膳中含有的成分如人参、鹿茸、红花、虫草、海马等对人体有补益性作用，长期服用可影响机体反应状态。长期服用补益性中草药的人，其切口愈合过程中有瘢痕反应增强、持续时间长等特点。

为了避免服用中草药对眼袋去除术及术后恢复过程的影响，术前服用中草药和药膳的人，需要在手术前2周开始停止服用，术后1～3个月也需要停止服用，这样可以有效避免中药成分对手术过程中凝血机制的影响，避免术后切口明显的瘢痕反应，促进术后切口快速顺利恢复。

59. 服用抗凝血药物的人祛眼袋围手术期如何停药？

常见的抗凝血药物为小剂量阿司匹林。服用抗凝血药物期间，可造成血液凝固能力减弱，出血难以瞬间自止，增加切口出血的风险。因此，祛眼袋围手术期抗凝血药物要谨慎管理，那么平时服用抗凝血药物的人在祛眼袋围手术期如何进行停药管理呢？

（1）术前停药：平时因为各种原因服用抗凝血药物的人，在手术前2周需要停用各种抗凝血药物，完成凝血四项或六项检查，当各项检测指标正常或者接近正常时，综合考虑后才能够接受眼袋去除术。

（2）术中停药：眼袋去除术过程中，会损伤到软组织层次中的细小血管，受损伤细小血管断端少量出血，表现为创面少量渗血。如果受术者凝血功能正常，出血能够瞬间自止；相反，如果凝血功能减弱，凝血时间延长，使手术难度增加，也会增加术后发生局部血肿、淤青等并发症概率。因此，为了保障手术安全，术中必须停药。

（3）术后停药：术后恢复早期是下眼睑部位切口愈合的关键时期，由于切口内受损伤的细小血管断端闭合还不够稳固，如果受到各种刺激，使断端重新开放，切口少量渗血，可形成局部血肿、淤青等并发症。为了避免术后早期切口继发少量出血，在术后2周时间内，需要停止服用抗凝血药物，有利于术后切口快速顺利恢复。

60. 吸烟的人眼袋去除术前后为何要戒烟？需要戒烟多久？

吸烟对人体生理状态有影响，烟草中含有多种成分，其中尼古丁和烟碱成分对组织器官功能活动有影响。当组织中存在上述烟草成分后，组织内细小血管痉挛、收缩，影响局部血液循环供应，使血管反应期间局部血流量减少，从而影响组织活性，影响组织愈合能力，降低组织免疫力。因此，通常手术前后都需要戒烟，避免烟草中的尼古丁和烟碱等成分对术后切口恢复的影响。眼袋去除术同理，在手术前后要戒烟，尤其是外路眼袋去除术，手术过程中形成皮瓣或者肌肉瓣，如果组织瓣血液供应受影响，皮瓣或者肌肉瓣远端难以成活，影响术后切口愈合，从而影响术后效果。戒烟时间如下。

（1）术前2周戒烟：平时有吸烟习惯或者偶尔吸烟的人，在确定手术具体日期前2周应戒烟。戒烟有困难时，可以采用转移注意力法，替代吸烟休闲方式，或者提前采取缓慢递减戒烟方法完成戒烟。戒烟后一段时间需要多饮水，温润咽喉，适当咳嗽排痰，保持呼吸道健康。

（2）术后戒烟1周以上：术后早期是切口愈合的关键时期，通常需要1～2周切口才能愈合，所以这段时间需要戒烟。术后戒烟时间可以适当延长，避免烟草中尼古丁和烟碱等成分对切口愈合的影响，有利于术后切口快速顺利恢复。

61. 眼袋去除术时机如何选择？

目前，眼袋去除术是改善或消除眼袋的根本方法，那么什么时候做眼袋去除术比较合适呢？

早期形成的眼袋主要以脂肪膨出为主，表现为下眼睑中央有软性包块样隆起，皮肤仍然有弹性，肌张力较好。早期眼袋可以通过内路眼袋去除术，术后恢复快，外形自然。后期出现的眼袋，不仅有脂肪膨出，下眼睑部位皮肤弹性降低，肌张力减弱，松弛下垂，多伴有皱纹。对于这种中老年人眼袋类型，需要在皮肤做切口，处理眶隔脂肪的同时，切除部分皮肤，紧致肌肉。此类手术稍复杂，术后恢复期相对较长，较无痕眼袋去除术风险增加。

对已经形成的无法自然改善或无法通过非手术方法根本性改善或消除的眼袋，早期手术可以解除眼袋烦恼，让自己变得年轻。后期眼袋只能选择外路眼袋去除术，手术相对复杂，恢复期延长。由于不同人职业特点和生活习惯不同，对眼袋去除术时机的选择也有自身考虑，应根据自身情况选择适宜的手术时机。

综上所述，对于已经出现的眼袋，充分休息和改善生活习惯后仍然不能减轻，如果在照相或侧面观察时发现有眼袋，宜及早选择眼袋去除术。

62. 早做眼袋去除术好不好？

随着人们生活节奏的加快，生活习惯如经常熬夜等因素加速了眼袋的形成。

目前，各种化妆品、中医药、各种皮肤护理等方法可用于早期眼袋的预防，激光除皱术对早期轻微眼袋也有效果，但对于已经形成的眼袋，手术是治疗的根本方法。

年轻人皮肤弹性好，恢复较快，采用内路眼袋去除术，外观无瘢痕，术后效果良好。随着年龄增长，为了消除皮肤皱纹，采用外路眼袋去除术，术后恢复相对较慢，手术风险较内路眼袋去除术高，术后皮肤切口遗留痕迹。因此，年轻人眼袋去除术宜早。

部分人有顾虑，认为早做祛眼袋以后出现眼袋不能再次手术。其实，眼袋去除术后效果可维持5～10年，随着年龄增长，面部组织老化，重新出现眼袋，可以再次手术。虽然再次手术祛眼袋较初次复杂一些，但在正规医疗机构，选择祛眼袋手术经验丰富的医生，再次祛眼袋手术风险较小。

综上所述，只要有明显的眼袋，尤其是在镜中或照片中发现眼袋，受眼袋困扰时，就可以及早选择眼袋去除术。

63. 什么季节选择做眼袋去除术比较好?

由于人们生活区域多有季节性气候变化，那么什么季节选择做眼袋去除术比较合适呢?

由于地理位置不同，不同地方有不同的气候特点。气温和干湿度在不同季节都有明显特点，通常在春秋时节气温较适宜，室外温度在20℃左右，夏季气温偏高在30℃以上，冬季气温偏低达零下数十摄氏度，空气湿度也有相应变化。从季节性气温来看，春秋季节气温适宜，生活较舒适，便于室外活动、休养和康复。由于地域分布特点，因此有些区域没有明显的季节性气温差异，如邻近地球赤道的南方地区四季气温偏高，沿海区域空气湿度较大等。另外，随着科学技术进步，人们对室内温度和湿度有很好的调控能力，如空调和空气加湿器的使用，能够让室内温度保持在20℃左右，如同春秋时节的气温，也能够很好地调整室内空气湿度，让生活变得舒适。

虽然眼袋去除术方式变化多样，具体个人术式也各异，但是术中都会对下眼睑部位造成手术创伤，如果在术后有创伤自我修复和恢复过程中，生活环境适宜，可以降低风险，有利于切口快速康复。由此可见，在春秋季节做眼袋去除术比较适宜，夏冬季节虽然有气温偏高或过低的现象，如果在室内有空调或供暖设施，房间温度能够调控在20℃左右，夏天或冬天做眼袋去除术也能达到类似的良好效果。

综上所述，由于地域分布特点和季节性气候特点，眼袋去除术宜选择在春秋时节气温适宜时做，但是如果室内有空调或供暖设施使室内温度调整到20℃左右，夏天和冬天也可以做眼袋去除术。

64. 冬季气温低对眼袋去除术后早期恢复有何影响？

多数地区冬季气温偏低，这对眼袋去除术后早期恢复有何影响呢？

由于冬季气温偏低，此时空气、流体中，物体、机体表面附着的各种微生物，它们活性低，处于惰性（不活动或少活动）状态，有些微生物甚至不能在低温中存活。眼袋去除术后早期，也是切口愈合的关键时期，此时切口部位能够保持相对清洁，低温环境下不容易受到周围环境中有害微生物的侵袭，大大降低了切口感染风险，有利于术后切口快速顺利恢复。

在眼袋去除术后早期，手术创伤部位要经历局部肿胀过程，这是一个复杂的微环境组织反应过程，其中局部毛细血管扩张，血液和组织液渗出形成了手术部位早期肿胀。当周围环境气温偏低时，皮肤深面细小血管收缩，肿胀反应减弱，有利于减轻术后早期手术部位肿胀。

低温下皮肤深面细小血管收缩，术后早期从毛细血管渗出的组织液被缓慢循环吸收，下眼睑手术部位表现为皮肤淤青和发黄，而且存在时间相对长。眼袋去除术后下眼睑淤青和皮肤发黄通常2周左右自然消退，在冬季气温偏低时，淤青和皮肤发黄消退时间延长，往往需要3周左右才能消退。

综上所述，多数地区冬季天气寒冷，室外气温偏低，这对眼袋去除术后早期恢复影响有利有弊，下眼睑部位皮肤淤青和发黄较明显，消退时间也延长。当然，如果术后早期一直在室内保暖条件下休息，就可以减少这种气温偏低对手术部位的影响。

65. 目前眼袋去除术主要有哪些方法？

随着医学科学技术的发展，眼袋去除术方法也在不断演变，目前眼袋去除术主要有哪些方法呢？

眼袋去除术方法从眼袋脂肪处理方式来划分，主要包括传统的眼袋脂肪切除术和近年发展应用的眶隔脂肪释放转移术；从眼袋去除术切口选择来划分，主要包括内切术和外切术。具体手术需要将上述两者分类方法结合在一起，目前眼袋去除术主要包括：眼袋内切术、眼袋外切术、眶隔脂肪释放转移术。

（1）眼袋内切术：手术过程就是从下眼睑内侧做小切口，经小切口切除部分眼袋脂肪（部分脱垂的眶隔脂肪），术后外观看不到皮肤切口痕迹，也称无痕祛眼袋。眼袋内切术主要适应证是脂肪膨隆为主要表现的年轻人眼袋类型。

（2）眼袋外切术：手术过程就是从下眼睑上缘做皮肤切口，经切口分离显露眼袋脂肪，切除部分眼袋脂肪，如果无眼袋脂肪膨隆时，只需要切除部分松弛皮肤和肌肉，术后外观可见皮肤切口痕迹，称为眼袋外切术。眼袋外切术主要适应证是下眼睑和肌肉松弛，有明显的皮肤皱纹，以及如果有眼袋脂肪膨隆同时切除部分眼袋脂肪的中、老年人眼袋类型。

（3）眶隔脂肪释放转移术：保留部分或全部眼袋脂肪，将脂肪释放下移，填充眼袋下方泪沟凹陷，增强术后效果。根据切口选择不同，可以分为内切＋眶隔脂肪释放转移术和外切＋眶隔脂肪释放转移术。

综上所述，目前眼袋去除术主要包括眼袋内切术、眼袋外切术、眶隔脂肪释放转移术等，不同手术方法有不同的手术适应证，应根据不同人眼袋情况选择适宜的手术方法。

66. 如何选择眼袋去除术?

每个人眼袋程度不同，表现也不同，如何选择适宜的眼袋手术方法，才能达到良好的术后效果呢？

目前，眼袋去除术主要分为眼袋内切术、眼袋外切术和眶隔脂肪释放转移术三种方法，上文针对不同方法的优缺点进行了比较。一般来说，眼袋内切术主要适宜于泪沟表现不明显的年轻人，眼袋外切术主要适宜于泪沟表现不明显的中、老年人。根据眼袋有无固有泪沟表现，结合使用眶隔脂肪释放转移术方法，改善泪沟，增强术后效果，以达到中面部整体年轻化效果。

因为每个人的眼袋类型不同，眼袋表现各异，因此，针对每个人的眼袋表现，必须个性化选择手术方法。另外，由于每个人的生活环境不同，对眼袋去除术的要求也不同，比如，有些人工作、学习紧张，没有充分的休息时间，而且希望手术风险较低，可以考虑恢复较快的眼袋内切术方法；相反，有些人有充裕的休息和恢复时间，希望术后改善皮肤皱纹，而且愿意承担部分外切眼袋风险，可以考虑眼袋外切术方法。

综上所述，每个人眼袋结构特点和表现不同，有针对性地选择祛眼袋手术方法，才能够达到满意的术后效果。

67. 如何根据眼袋类型选择适宜的眼袋去除术？

（1）脂肪膨隆型：以脂肪膨隆为主要表现，下眼睑部位可见软性包块样隆起，下眼睑皮肤弹性好，没有明显皱纹，多见于年轻人眼袋类型。这种类型眼袋适宜选择眼袋内切术，单纯切除部分眼袋脂肪，改善或消除下眼睑部位隆起。

（2）皮肤松弛型：以下眼睑部位皮肤松弛为主要表现，通常伴有肌肉松弛，下眼睑松弛下垂，皮肤弹性弱，有明显皮肤皱纹，多见于中、老年人眼袋类型。这种类型眼袋适宜选择眼袋外切术，手术过程中切除部分松弛、下垂的皮肤，紧致皮肤和肌肉，改善或消除下眼睑皱纹。

（3）混合型（脂肪膨隆＋皮肤松弛）：脂肪膨隆同时伴有下眼睑松弛，是上述两种类型眼袋的混合形式。这种眼袋类型适宜选择眼袋外切术，手术过程中不仅要切除部分眼袋脂肪，还需要切除部分松弛、下垂的皮肤，改善或消除下眼睑部位隆起的同时改善或消除下眼睑皱纹。

（4）泪沟型：以眼袋下方泪沟凹陷为主要表现，泪沟型是近年来提出的眼袋表现类型，以往并没有引起重视。泪沟多数与眼袋同时出现，与眼袋并发，少数情况下泪沟表现更明显。根据泪沟不同表现程度，可以分为轻度、中度和重度泪沟。轻度泪沟可以选择注射填充方法矫正，或者通过上述内切、外切眼袋去除术改善或消除。中、重度泪沟需要选择眶隔脂肪释放转移术、脂肪回植术、脂肪填充术等方法矫正。因此，在传统内切、外切眼袋去除术方法基础上添加上述矫正泪沟方法，能够增强术后效果。

综上所述，不同眼袋类型有其不同特点，只有针对眼袋特点，选择适宜的手术方法，才能够达到良好的术后效果。

68. 为何要个性化选择眼袋去除术？

（1）年龄不同眼袋不同：眼袋可以出现于年轻人和中、老年人，年轻人和中、老年人眼袋无论从形成机制、结构组成，还是表现形式等方面都不相同。年轻人眼袋类型以脂肪膨隆为主，皮肤厚、富有弹性，下眼睑松弛和皱纹相对少见，大多宜选择内路祛眼袋方法。中、老年人眼袋类型以下眼睑松弛、皮肤皱纹常见，年龄越大，这种表现越明显，越适宜选择外路祛眼袋方法，或者选择内切＋外切结合祛眼袋方法。

（2）同龄人眼袋不同：虽然是同龄人，但眼袋表现程度不尽相同。同龄人眼袋不同主要有下列因素决定，包括：遗传因素、生活习惯、工作和生活环境等。有些人有家族遗传眼袋倾向，年轻时就有很明显的眼袋，在同龄人中表现突出。有些人由于生活习惯影响，如熬夜、工作劳累、睡眠障碍等缺乏充足的休息时间，和同龄人相比，较早出现眼袋，眼袋也较明显。生活在不同地区，地理位置不同的人眼袋表现也不同，相对而言，生活在热带地区，日照时间长，长期从事户外工作又缺乏个人面部防护的人，较同龄人较早出现眼袋，眼袋也较明显。

（3）同一个体两侧眼袋不同：同一个人两侧眼袋表现也可能不完全相同，比较常见的现象是一侧眼袋较对侧眼袋明显，两侧眼袋表现形式也不完全一致。两侧眼袋不同由多种原因引起，包括两侧生理发育程度不同，个人生活习惯对两侧眼袋的影响等。人们在生长和发育过程中，受各种因素影响，面部中线两侧组织结构发育程度是不同的，面部两侧发育不对称现象比较常见，构成两侧眼袋结构基础不同，眼袋表现也不同。生活习惯也会影响两侧眼袋表现，例如习惯侧卧的人，两侧眼袋表现不相同。同一个人两侧眼袋不同，眼袋去除术时两侧也要做个性化处理，以达到两侧接近对称的术后效果。

综上所述，每个人眼袋从结构和表现形式上都不完全相同，这是个性化选择祛眼袋方法的主要原因。

69. 吸脂祛眼袋是否可行？

是否可以通过简单的吸脂方法祛眼袋呢？在回答上述问题之前，我们需要知道眼袋脂肪的特点。眼袋脂肪主要分成3部分，包块内侧、中央和外侧脂肪，以内侧和中央脂肪脱垂比较常见，同时出现三团脂肪脱垂相对少见，因此，下眼睑内侧和中央部位眼袋较明显。内侧脂肪结构致密，体积小，内含较粗大的血管，血管损伤需要彻底止血，避免引起局部血肿或其他严重的并发症。中央脂肪体积稍大，质地柔软，临近部位有眼睛下方协调眼球运动的肌肉——下斜肌，脂肪表面被薄层筋膜包裹，如同被袋子盛装的棉絮。

从眼袋脂肪结构来看，如果单纯吸脂很难达到祛眼袋效果，主要是由于：①内侧眼袋脂肪体积小，结构致密，难以通过吸脂方法抽吸出脂肪，而且脂肪内含粗大的血管，如果抽吸时损失血管，容易引起血肿或其他严重并发症。②中央部位眼袋脂肪体积稍大，邻近部位有调节视力活动的肌肉，如果选择吸脂方法损伤到肌肉时，会影响视觉功能。

由此可见，采用单纯吸脂方法（指利用吸脂针负压抽吸），很难达到祛眼袋效果，或者还可引起其他手术并发症。

70. 眼袋不做手术能改善吗？

从组织结构学层面来看，眼袋主要是眶隔脂肪浅层软组织萎缩，张力减弱，弹性减弱，对眶隔脂肪支撑力量减弱，出现眶隔脂肪膨出，同时伴有皮肤、肌肉松弛，以及有不同程度的皮肤皱纹等，中年以后随着年龄增长，眼袋逐年加重，是一种不可逆性改变。

对于已经形成的眼袋，人们尝试不做手术能改善，但是从眼袋的形成机制来看，眼袋是一种不可逆的生理过程，非手术方法只能延缓眼袋形成，不能从根本上治疗眼袋。为了预防眼袋形成，要消除加速眼袋形成因素，如避免经常熬夜，减少过多劳累，避免持续高温环境，治疗引起眼袋的慢性疾病等；对于初步形成的早期眼袋，可以采用生活美容方法如使用眼霜、眼袋贴，中医药治疗，激光治疗等方法；对于已经形成的较明显眼袋，非手术治疗方法效果有限，只能选择做眼袋去除术。

综上所述，目前，非手术方法可以延缓眼袋形成，对于已经形成的眼袋，手术是治疗的根本方法。

71. 轻度眼袋是否需要做眼袋去除术？

在眼袋形成初期，只是轻度眼袋，平时生活中感觉不明显，在特殊情况时才能看到眼袋，此时，是否需要做眼袋去除术呢？

在眼袋形成早期，主要以眶隔脂肪脱垂为特征，表现为下眼睑中央逐渐凸起的软性包块，初期稍突出皮肤表面，随着时间延长，眼袋表现也越来越明显。轻度眼袋也就是眼袋初期形成阶段，如果调整生活状态，包括保证充足睡眠、保持良好营养健康状态时，使下眼睑部位皮肤、肌肉等组织恢复支撑力，眼袋可偶有消失或明显减轻现象。轻度眼袋除了有上述外形变化外，在不同光线照射下眼袋表现也不同。在自然光线下，眼袋不明显，当有侧光照射或光线照射不均匀时，如同阳光从不同角度照射物体时产生阴影一样，眼袋更明显，拍照时眼袋更明显也是同样道理。

轻度眼袋需要从生活上进行调整，适当采用眼袋预防措施，可以有效延缓眼袋形成，延迟假性眼袋变成真性眼袋的时间。对于轻度眼袋是否需要做眼袋去除术，要权衡利弊，然后做出选择。轻度眼袋具有以下特点：①轻度眼袋可以采用调整生活状态和适当采用眼袋预防措施，延迟假性眼袋向真性眼袋过渡；②轻度眼袋手术后效果不明显，降低了手术满意度；③眼袋去除术本身存在手术风险，过度切除眼袋也可能形成矫枉过正，影响手术效果；④眼袋去除术效果维持一段时间后，随着年龄增长眼袋可再次出现，再次手术较初次手术复杂等。对于有些对面部形象有特殊要求的影视从业人员，以及其他从事社会活动人员等，可以权衡利弊选择早做眼袋去除术以改善面部形象。

综上所述，轻度眼袋通过调整生活状态等预防措施，眼袋可偶有消失或明显减轻。对于有些对面部形象有特殊要求的人，可以权衡利弊选择早做眼袋去除术。

72. 轻度眼袋有哪些治疗方法？

有些青年人或中年人不经意间发现，自己开始有眼袋，在劳累和熬夜后变得明显，或者在不同光线照射下，镜子中或照片中可以看到眼袋。对于这种早期出现的眼袋，该选择何种治疗方法呢？

对于早期形成的轻度眼袋，除了改变促进眼袋形成的不良生活习惯，如长期熬夜、暴晒等，还可以通过使用护肤品如眼霜和眼袋贴等，预防眼袋加重。如果经过上述预防措施，眼袋仍无明显改善，还可以选择以下方法治疗轻度眼袋。

（1）激光治疗：眼袋形成的重要因素之一是下眼睑部位皮肤和肌肉等软组织支撑力量减弱，眼球下方眶隔脂肪脱垂，开始出现眼袋。对于早期形成的眼袋，可以选择激光治疗，通过紧致皮肤，增强下眼睑支撑力量，起到治疗轻度眼袋的效果。

（2）填充治疗：在眼袋形成初期，由于脂肪脱垂，在眼袋下方出现台阶样凹陷，也就是我们常说的泪沟雏形，此时泪沟比较浅。泪沟出现反衬出眼袋的存在，此时可以选择注射填充泪沟方法，起到改善或消除眼袋效果。目前，常用的填充剂主要有玻尿酸、胶原和自体脂肪等。

（3）内路祛眼袋：对于上述治疗方法效果欠佳，或者某些职业特点，对面部形象要求较高的人，可以选择内路祛眼袋方法。在选择内路眼袋去除术时，如果眼袋伴有泪沟，还可以选择内路眶隔脂肪释放转移术，填充泪沟凹陷，增强术后效果。

综上所述，对于早期出现的轻度眼袋，目前主要有激光、填充和内路眼袋去除术等治疗方法，不同人可以根据自身情况选择。

73. 如何消除下眼睑皱纹？

下眼睑皮肤松弛和皱纹增多是眼袋表现类型之一，以下眼睑皮肤皱纹为主，没有明显脂肪膨出隆起。对于下眼睑皱纹为主的眼袋类型，该如何选择方法改善或消除下眼睑皱纹呢？

面部皱纹的形成是一个逐渐积累的过程，是伴随面部皮肤老化过程而逐渐形成的，从无到有，从少到多，从浅到深，从不明显到变得明显的过程。下眼睑皱纹也遵循上述面部皮肤皱纹的形成过程，在早期并没有皱纹，逐渐发展为面部表情活动皱纹，最后形成面部无表情活动时也有较明显的皱纹。面部表情活动时存在的皱纹称为动态皱纹，面部没有表情时也存在的皱纹称为静态皱纹。

对于下眼睑部位早期出现的细小皱纹，通常在面部平静无表情时不容易觉察，但是在微笑时可见涟漪样细微皱纹，属于动态皱纹。对于这样早期的细小皱纹，可以采用富含皮肤营养成分的眼霜、眼袋贴、薄层黄瓜片、土豆片贴，以及激光、化学剥脱术等治疗方法改善，也可以采用局部注射肉毒素治疗改善或消除皱纹，可以延缓下眼睑皱纹为主的眼袋形成。

对于已经形成的明显下眼睑皱纹，在面部平静无表情时就表现为多条深浅不一皱纹，微笑时皱纹加深并层层堆积，这时称为静态皱纹。对于下眼睑部位明显的静态皱纹，需要选择手术治疗方法改善或消除皱纹，手术过程中切除松弛、下垂的部分皮肤，对皮肤进行紧致处理。为了消除下眼睑静态皱纹，通常采用外路祛眼袋方法，从下眼睑上缘根部做皮肤切口，将松弛、下垂的多余皮肤适量切除，达到改善或消除皱纹的目的。

综上所述，对于下眼睑皱纹要根据皱纹所处不同阶段选择适宜的消除方法：在皱纹形成的初级阶段可以选择创伤小的治疗方法；对于后期形成的较明显皱纹，可以选择外路眼袋去除术方法。

74. 下眼睑松弛和皱纹多如何选择眼袋去除术？

针对下眼睑松弛和皱纹多的情形，如何选择祛眼袋方法才能很好地改善或消除皱纹，让自己显得年轻呢？

中、老年人眼袋类型中，多数人表现为眼袋脂肪膨出隆起和皮肤松弛有皱纹，其中有些人单纯表现为皮肤松弛和皱纹，没有明显脂肪膨出隆起。这主要由两方面因素引起：一方面是这些人年轻时曾经接受内路眼袋去除术切除了部分眶隔脂肪，因此后期没有脂肪膨出表现；另一方面是老年人随着机体老化进程加速，身体各种组织逐渐萎缩，眶隔脂肪也出现萎缩，因此没有脂肪膨出表现。

对于下眼睑松弛有皱纹的祛眼袋方法主要选择外路眼袋去除术，这样可以切除部分松弛的皮肤，紧致下眼睑肌肉，改善或消除皱纹。目前，外路眼袋去除术手术方式主要包括皮瓣法、肌皮瓣法、联合瓣法等，不同方法各有特点。皮瓣法和肌皮瓣法是传统外路祛眼袋方法，皮瓣法在皮肤深面广泛剥离形成医学上所谓的皮瓣，该方法术后皮肤淤青明显，有形成皮下血肿的可能性，对于吸烟的人或其他特殊人群术后皮瓣活性也受影响；肌皮瓣法就是在肌肉深面进行剥离形成医学上所谓的肌皮瓣，该方法术后皮肤淤青不明显，肿胀不明显，肌皮瓣活性好，只是该方法对于皮肤松弛皱纹的消除效果没有皮瓣法好，因此主要适宜于皮肤皱纹较少的中年人眼袋类型。联合瓣法是新近发展的一种外路祛眼袋方法，该方法结合了皮瓣法和肌皮瓣法的优点，在下眼睑上方形成皮瓣，下方形成肌皮瓣，既能够很好地改善或消除皮肤皱纹，也能够减少术后皮肤淤青和降低手术风险。

综上所述，针对这种单纯下眼睑松弛和皱纹多的眼袋类型，综合比较，选择联合瓣法外路眼袋去除术方式较好。

75. 两侧眼袋不同为何选择眼袋去除术也不同？

有些人两侧眼袋表现不同，在做眼袋去除术时，手术方法该如何选择呢？

由于人体面部中线两侧组织发育不完全对称，组织结构也不完全相同，因此，在成年后会出现两侧眼袋不同的现象。另外，由于生活习惯的影响，如果长期选择侧卧位休息、睡眠时，面部两侧软组织所受的压力作用不同，天长日久，两侧软组织脱垂程度不同，两边眼袋表现也不同。

两侧眼袋不同现象是比较普遍的，在眼袋去除术时需要有针对性地选择祛眼袋方法，根据两侧眼袋特点相应处理，才能达到术后两侧接近对称的效果；相反，如果两侧采用相同的祛眼袋方法，就很难达到术后两侧接近对称的效果。例如，有些人右侧眼袋比较轻微，没有明显泪沟；左侧眼袋明显，多伴有较明显泪沟，在选择祛眼袋方法时，右侧可以选择眼袋内切术，而左侧还需要做眶隔脂肪释放术填充泪沟操作，这样才能达到术后两侧接近对称效果。

综上所述，在眼袋去除术时需要有针对性地选择祛眼袋方法，根据两侧眼袋特点相应处理，才能达到术后两侧接近对称的效果。

76. 男性眼袋特点如何选择眼袋去除术？

随着越来越多的男性开始注重个人形象，他们开始寻求祛眼袋方法，通过消除眼袋让自己看起来更年轻、更充满活力、更有信心。

因为男性和女性的生理结构不同，在青年时期，由于家族遗传和生活习惯等因素过早形成眼袋，其眼袋结构特点和女性早期眼袋类似，主要是脂肪膨出为主，无明显的皮肤松弛和皱纹，下眼睑皮肤弹性良好。对于这种类型的眼袋，内路祛眼袋方法效果良好。

男性对事业专注度较高，对自身容貌忽视，疏于对面部皮肤日常保护，也很少观察自己面部容貌，等到出现眼袋时，眼袋已经很明显。男性与女性眼袋不同，表现为下眼睑明显的围垄样隆起，下眼睑皮肤松弛缺乏弹性，皮肤皱纹很深、很多，在眼袋下方有半圆形界沟。

在选择眼袋去除术时，由于内分泌激素水平、皮肤结构不同，男性皮肤切口瘢痕较女性明显，这是男性受术者考虑较多的一方面。针对男性眼袋特点，单纯内路眼袋去除术能很好地改善脂肪隆起，但是皮肤皱纹仍然存在。因此，采用微创眼袋切除术，手术过程中精细操作，可以减少对组织的创伤，能达到比较理想的术后效果。

综上所述，男性眼袋有着自身特点，在选择眼袋去除术时，需要综合考虑，选择适宜的手术方法。

77. 眼袋去除术前如何区分卧蚕和眼袋？

卧蚕和眼袋同处于下眼睑部位，眼袋去除术前，人们要正确区分卧蚕和眼袋，那么如何区分卧蚕和眼袋呢？从卧蚕和眼袋形成机制和表现来看，两者有明显区别：

（1）从位置来看，卧蚕位于下眼睑上缘，宽度5mm左右；眼袋位于下眼睑下部，面颊部上方，宽度距下眼睑上缘超过1cm。

（2）从形态变化来看，卧蚕形成基础是肌肉束，在做面部表情时，肌肉收缩，卧蚕外形更明显；眼袋则不然，面部无表情时，眼袋就很明显。如果做面部表情时，肌肉收缩，眼袋则有以下情形：一是由于肌肉收缩的压迫作用使脂肪回缩，眼袋变得不明显；二是由于肌肉收缩的压迫作用使脂肪移位，有些特殊情形可使眼袋变得更明显。

（3）从年龄变化来看，年轻人处于生长和发育的旺盛时期，肌肉饱满发达，支持力量较强，因此卧蚕较明显，眼袋多不明显；相反，中老年人随着年龄增长，机体组织逐渐萎缩，面部软组织变得松弛下垂，卧蚕越来越不明显，而眼袋变得越来越明显。

（4）从触摸角度来看，卧蚕下方为柔软的下眼睑组织，而眼袋下方多出现泪沟，此处变薄的皮肤和肌肉组织深面很容易触摸到坚硬的骨质。

综上所述，从卧蚕和眼袋的形成原因、结构特点出发，人们可以根据外观、变化特点、触摸感觉等方面进行正确区分。

78. 眼袋去除术如何让卧蚕变得更明显?

卧蚕多见于年轻人，很多人都希望祛眼袋同时不仅不影响卧蚕，还能让卧蚕变得更明显，如何才能达到这一效果呢？

内路祛眼袋方法既不会损伤下眼睑上缘眼轮匝肌，也不会影响卧蚕内部结构，而且切除眼袋脂肪后，因为形成了其下方的自然凹陷，术后会使卧蚕变得更明显。

外路祛眼袋方法不同于内路祛眼袋方法，需要在下眼睑上缘做皮肤切口，因此，外路眼袋去除术过程对下眼睑上缘眼轮匝肌有影响，可能会改变卧蚕外形，此时如果切除下眼睑上缘眼轮匝肌就会让卧蚕消失或变得不明显，如果同时增厚眼轮匝肌或形成下方自然凹陷就会让卧蚕变得更明显。为了让卧蚕变得更明显，外路眼袋去除术时非但不切除下眼睑上缘的眼轮匝肌，而且还要将下方的眼轮匝肌上提，重叠缝合在卧蚕部位的眼轮匝肌上，增加该部位眼轮匝肌容积。术中需要将下眼睑上缘眼轮匝肌增厚，同时切除部分下眼睑脂肪或将脂肪释放下移形成卧蚕下方自然凹陷，术后就会让卧蚕变得更明显。

综上所述，内路祛眼袋方法通过加深卧蚕下方凹陷，使卧蚕变得更明显；外路祛眼袋方法通过增厚下眼睑上缘眼轮匝肌和加深其下方自然凹陷，使卧蚕变得更明显。

79. 卧蚕的建造方法有哪些?

没有卧蚕或卧蚕不明显的人希望通过手术建造卧蚕，那么建造卧蚕的方法有哪些呢?

目前建造卧蚕的方法主要分为两大类：一类是局部填充材料方法，另一类是动力重建方法。

局部填充材料方法是指在下眼睑上缘皮肤下方注射填充或手术植入材料，达到形成类似卧蚕样隆起方法。目前，选择使用的填充材料主要有两类：一类是注射生物材料，如玻尿酸、胶原、自体脂肪细胞等；另一类是手术植入生物材料，如脱细胞真皮等。局部填充方法形成的卧蚕始终处于静止状态，不会随面部表情变化而变化，术后显得不够生动。

动力重建方法是利用眼睛周围眼轮匝肌，通过肌肉位置转移，让下眼睑上缘肌肉增厚，形成和天生卧蚕基本一致外形，此时形成卧蚕和天生卧蚕一样随着面部表情变化出现形态变化，做微笑表情时，卧蚕更明显。动力重建方法能够形象、逼真地塑造卧蚕外形，在外路眼袋去除术时，可以同期完成，具有综合年轻化效果。

80. 眼袋去除术能做几次?

有些人是曾经接受过眼袋去除术，希望通过再次手术改善面部形象，那么眼袋去除术能做几次呢?

眼袋去除术后，随着人们年龄增长，面部老化过程依然继续，术后眼袋形成因素依然存在。祛眼袋术后效果维持一段时间后，还会有新的眼袋形成。新形成的眼袋，可以通过再次眼袋去除术，达到改善或消除眼袋的目的，实现下眼睑部位面部年轻化效果。

眼袋去除术后，下眼睑软组织创伤部位通过瘢痕粘连完成切口愈合，这是切口愈合的必然过程，也是人体机体创伤后自我修复过程。祛眼袋术后在下眼睑深层形成广泛的瘢痕粘连，使原本存在的生理结构因为瘢痕的存在而变得紊乱。原来的组织层次结构清晰如同一瓣一瓣的洋葱结构，术后愈合的组织如同杂乱交织在一起的麻线团，手术次数越多，瘢痕愈合经历次数越多，其组织结构层次越紊乱，使得再次手术难度增加。

综上所述，祛眼袋术后眼袋再次出现时，可以通过再次手术改善或消除眼袋，通常没有具体的手术次数限制，只是接受祛眼袋手术次数越多，手术难度越大，手术风险也相应增加。

81. 祛眼袋初次手术和再次手术有何区别？

在选择做眼袋去除术时，有些人会问："做一次手术是不是就不能再做了，如果能够再次手术，和初次手术有何区别呢？"

祛眼袋手术分为初次手术和再次手术，初次手术也是第一次手术，是指下眼睑部位以前未开展过祛眼袋或类似手术，再次手术也称二次手术（包含多次手术），是指下眼睑部位以前曾经接受过祛眼袋手术或者类似手术，下眼睑部位软组织曾经有创伤和愈合过程。初次手术时，下眼睑部位各种软组织结构完整，符合正常发育软组织生理结构，组织层次清晰；再次手术时，由于以往手术创伤和愈合过程，使下眼睑部位软组织形成不同程度的瘢痕，组织层次结构出现不同程度的紊乱，对再次手术操作和术后愈合均有不同程度的影响，曾经接受手术次数越多，受创伤次数越多和范围越广，组织层次越紊乱，对再次手术影响越大，手术难度也增加。

再次手术主要有两种情形：一是初次手术后，术后效果有瑕疵，需要通过再次手术矫正；二是眼袋去除术效果良好，维持术后效果多年后，随着年龄增长，眼袋重新出现，需要通过再次手术祛眼袋。由此可见，初次手术显得较重要，通过初次手术能够达到良好的祛眼袋效果，尽量避免通过再次手术矫正，可以维持下眼睑年轻化效果，延缓再次手术时间；从另外一个角度来看，也可以对祛眼袋初次手术效果持客观态度，手术本身有风险，人为操作时存在某些变数，如果出现轻微不尽如人意的地方，可以通过再次手术矫正。

82. 眼袋去除术风险等级如何区分？

眼袋去除术风险等级主要包括安全风险、技术风险、效果风险和修复风险。

（1）安全风险：选择眼袋去除术人群可以是青年人，更多的是中、老年人，不同年龄段人群，眼袋去除术风险是不同的。身体健康的年轻人如果选择眼袋去除术，安全性高，手术风险很低。中、老年人身体健康状态不同，眼袋去除术风险也不同，如身体健康状况欠佳，近期有心脑血管疾病的老年人，眼袋去除术风险非常高，则不适宜手术；有高血压和糖尿病等慢性病的中、老年人，眼袋去除术风险较高，需要经过系统治疗，待病情稳定后才能选择手术；即使是身体健康状况正常的中、老年人，其抗风险能力较年轻人弱，手术风险也稍高于年轻人。

（2）技术风险：眼袋去除术方式变化多样，包括眼袋内切术、眼袋外切术、眶隔脂肪释放转移术等。不同手术方式技术操作难度不同，手术风险高低稍有区别。眼袋内切术和眼袋外切术是传统的祛眼袋方法，眶隔脂肪释放转移术是近年发展的眼袋去除术方法。眼袋内切术、眼袋外切术、眶隔脂肪释放转移术的手术操作难度逐渐递进，与之相应，手术风险也逐渐递增。总体来说，眼袋去除术技术操作难度适中，手术技术风险一般。

（3）效果风险：祛眼袋属于美容整形外科手术，术后效果评价是美容整形手术是否成功的主要标准之一。美容整形术后效果评价包括主观和客观评价过程：一方面要看术后眼袋客观改善情况；另一方面要看受术者预期效果是否能够达到，这是一种主观评价过程，当两方面都满足要求时，才能达到术后满意效果。不同医疗机构，不同医生开展眼袋去除术，不同受术者体验均不同。由此可见，同是眼袋去除术，其术后效果评价不同，产生的手术风险也稍高。

（4）修复风险：美容整形手术最后一道风险是修复风险，由于手术是人为操作，手术效果受多种不确定因素影响。因此，当术后效果有缺憾需要修复时，就会存在修复风险。修复手术不同于初次手术，初次手术时手术部位组织结构层次清晰，符合生理结构特点，可以有条不紊地操作，而再次手术时下眼睑部位有广泛瘢痕粘连，组织结构层次紊乱，手术操作难度增加，接受手术次数越多，组织结构层次越紊乱，越难以修复，修复效果不确定性增加。由此可见，祛眼袋术后修复风险较高。

综上所述，眼袋去除术风险等级各不相同，只有熟悉手术风险等级，才能充分了解手术，增强手术信心。

第二节　眼袋去除术过程

83. 如何克服眼袋去除术带来的紧张心理？

提到眼袋去除术，不少人就感到很紧张，其实这是人们对眼袋手术安全性和不确定性的一种保护性心理反应，那么如何克服这种紧张心理呢？

首先，我们要清楚，眼袋手术是成熟技术，是国内外临床广泛应用的外科技术，有着很高的安全性和可靠性。我们在祛眼袋术前要清楚自身健康状况，平时健康状况良好，近期体检没有发现各种对手术有影响的疾病，并且术前要完成相关检查，对自身健康状况进一步了解。只有身体健康，或有某些疾病经过治疗得到良好控制的人，才能接受眼袋手术，最大限度保证手术安全，减少手术风险。通过以上健康状况综合评估，对于自身健康状况良好，满足眼袋手术条件的人，经过充分准备后，是没有必要因为担心手术安全而引起心理紧张。

其次，选择接受眼袋手术的医疗机构也很重要，须在正规的、较大的医疗机构接受手术，主要包括级别较高的公立医院和规模条件较高的社会医疗美容机构，这样安全性高，风险小。这里级别较高的公立医院是指二级以上（含二级、三级）医院，在地方上主要指县、市级以上设立美容整形专业科室医院；规模条件较高的社会医疗美容机构是指具备一定规模和条件，经过卫生行政部门和工商行政部门审批设立的正规医疗美容机构。

最后，选择有资质和丰富眼袋去除术经验的医生也很关键。要通过多种途径了解手术医生的信息，包括网络信息、电话咨询、朋友介绍、观察成功手术案例数量等，对手术医生有初步认识。术前要通过与手术医生面对面交流，充分沟通，在与手术医生交流过程中，大概了解手术过程，手术可能存在的风险。通过综合分析，根据自身眼袋类型，选择适合自己的手术医生，共同设计合理的手术方法。术后配合做好各项管理等相关内容，进一步增强手术信心，做好充分心理准备。

综上所述，虽然手术本身有些风险，但是只要客观看待，将风险降至最低水平，自然就不需要那么担心，心里不紧张也是眼袋手术成功的重要因素之一。

84. 眼袋去除术当天需要亲友陪同吗？

有些人祛眼袋前感到紧张，询问手术当天是否需要亲友陪同？

眼袋去除术通常是门诊手术。眼袋去除术过程一般选择局部麻醉方法，手术时在下眼睑部位注射局部麻醉药，麻醉效果可以持续到手术过程完成，手术过程中不感到疼痛，如果有轻微疼痛感，可以补充注射局部麻醉药，直到没有疼痛感觉。眼袋去除术过程中受术者一直处于清醒状态，可以和医生进行交流，减少不必要的紧张。

　　眼袋去除术通常历时1～2小时，术后在下眼睑部位粘贴纱布保护手术部位，眼睛内也要涂一些眼膏保护，这样术后虽然视线有短暂模糊，但是稍安静休息后，逐渐恢复正常，可以独立行走和活动。

　　如果眼袋整形手术前有充分的心理准备，自己平时生活独立性强，可以不需要亲友陪同。有些人如果对眼袋手术过程不熟悉，或者平时情绪容易紧张，或者有其他考虑因素，也可以由亲友陪同前来，这样术前、术中、术后过程更加便利。有亲友陪同，自己对手术的自信心会增强，手术过程中不会过于紧张，手术过程顺利，术前、术后有亲友帮助办理各种手续和照料，包括开车和递送一些生活用品等，自己能够安心休息，有利于恢复。

85. 眼袋去除术前可以吃饭吗？

　　在接受眼袋去除术前，有些人因为对眼袋整形手术如何准备不是很了解，所以想知道眼袋手术前是否可以吃饭。

　　美容整形手术过程中都需要麻醉，以避免手术过程中出现疼痛等不适，眼袋去除术也不例外。手术麻醉方法主要分为全麻和局麻两大类，如果选择全麻时人处于类睡眠状态，不能自主活动，要求接受手术的人术前一段时间内应禁止饮食，避免麻醉状态下胃内食物不自主返流，影响手术安全。如果选择局麻时，接受手术的人处于清醒状态，能自主活动，不会出现食物不自主反流现象。祛眼袋可以在局部麻醉下完成，手术过程中接受手术的人一直处于清醒状态，而且能够配合医生顺利完成手术过程。因此，局部麻醉的眼袋去除术不需要术前禁食。

　　眼袋去除术前饮食需要注意两方面：一方面，需要少量清淡饮食，既可以增强体力应对手术过程，又可以避免手术过程中因为饥饿出现心理紧张和不适；另一方面，不宜过多饮食和辛辣刺激饮食，容易引起腹部不适，使被手术者感到紧张，影响手术过程。

86. 眼袋去除术是否需要住院？

　　眼袋去除术是门诊局部麻醉手术，也就是说通常手术过程和术后受术者都处于清醒状态，能正常进行交流，能够配合医生顺利完成手术过程。术后下眼睑有少量敷料遮盖保护切口部位，通常不遮挡眼睛视线，术后可以自己下地活动，独立行走和适当活动。术后早期在适宜的环境中适当休息，避免剧烈运动，就可以快速顺利恢复。因此，祛眼袋术后可以回家休养，不需要住院观察。

有些人手术后因为交通不便，或者术后特殊情况需要观察，或者手术医生谨慎起见，需要留院观察，也可以住院。总而言之，术后是否需要住院要根据个人情况决定，并不是千篇一律。

87. 眼袋去除术时局麻药中为何添加少量肾上腺素？

眼袋去除术在选择局部麻醉方法时，局麻药中会常规添加少量肾上腺素，这是为何呢？

肾上腺素是一种身体内的微量激素，对人体功能有重要影响，尤其是对心血管系统的影响。祛眼袋手术过程中局麻药中添加少量肾上腺素主要影响手术部位细小血管收缩功能，对手术操作过程有减少出血、延长麻醉药有效时间的作用。

眼袋去除术时在下眼睑部位注射局麻药，如果局麻药中添加了少量肾上腺素，手术部位吸收少量激素后，该部位细小血管受药物作用开始收缩。眼袋去除术过程中需要切开部分肌肉、脂肪等软组织，这些组织中细小血管如同循环的脉管一样被切断，断端会有少量血液流出，少量肾上腺素能够帮助细小血管收缩，减少切口出血量，能够迅速止血，使手术操作部位显得干净、清楚，便于操作，也保障了手术安全。

眼袋去除术过程中，局麻药是通过手术部位循环作用吸收到人体，参与人体循环后使药物经过身体代谢，以排尿和出汗等形式排出体外。如果局麻药中含有少量肾上腺素，手术部位组织中细小血管收缩，药物被吸收到人体循环速度减缓，药物在手术部位滞留时间延长，使麻醉药的有效时间也延长，同时延长了镇痛时间。

需要注意的是，虽然眼袋去除术过程中局麻药添加肾上腺素数量很少，但也不能忽视肾上腺素对身体心血管系统影响，包括增加心率和血压作用，如果有心血管疾病的人，应酌情减少肾上腺素用量，降低药物对身体的影响。

88. 眼袋去除术时为何医生爱提问？

在做眼袋去除术过程中医生会不断提问并要求受术者应答，提出的话题有些和手术无关，这又是为何呢？其实，在手术过程中，这些看似无关紧要的应答，对手术有着重要意义。

眼袋去除术是局麻手术，手术过程中，受术者要一直保持清醒状态，以保障手术安全。这时医生会间隔一段时间对受术者进行提问，并要求回答。提出的问题可以是与手术有关的问题，也可以是日常生活中的其他问题，如职业、家庭、社会交往等。通过这种简单的应答交流，可以让医生认识受术者的神志清醒程度，手术时的精神状态，通过清楚无误的回答，说明手术过程是安全的。

祛眼袋手术过程中，通过医生对受术者的提问和对答，可以缩短医生和受术者之间的距离，避免陌生感，减少手术过程中紧张不安的情绪，让受术者平静地接受手术操作，配合手术过程，降低手术风险，使手术能够顺利完成。医生可能会提及一些涉及个人隐私的职业、家庭、社会交往等日常问题，这也是日常交流的常见话题，能让平时拘谨的人有充足的言语内容进行简单交流。医生会对手术过程中交流的内容保守秘密，不会因为术中谈话泄露个人隐私，所以不用为此有所顾虑。

眼袋去除术成功的关键因素之一是受术者和医生的充分交流，对手术过程中出现的疑问要及时沟通和处理，让手术在轻松、愉悦的氛围中顺利完成，达到理想的术后效果。

综上所述，眼袋去除术过程中医生和受术者之间不断地应答，能够保障手术安全，降低手术风险，让手术能够顺利完成。

89. 为何眼袋去除术过程中会闻到烤焦气味？

在接受眼袋去除术过程中，通常都会闻到少许烤焦肉类等蛋白质的气味，这是为何呢？

无论内路或者外路眼袋去除术，都需要通过切口对下眼睑深层脂肪等软组织进行操作和处理，因此需要将这些组织分离开来单独处理。在手术过程中分别分离脂肪等组织时，需要将其从周围环境部分离断，会不可避免地切断某些提供血液循环的细小血管和组织，对脂肪等组织予以部分切除或者重新排放位置，以达到手术效果。

在手术过程中需要切断某些细小血管，因此其断端就会少量出血，为了手术视野清晰，避免出血引起术后血肿，手术过程中需要对手术部位彻底止血。术中对于细小血管断端止血方式是高温烧灼方法，无论直接烧灼或电凝烧灼等方式产生的瞬间高温使细小血管断端及其周围软组织出现凝固，达到止血的目的。在高温烧灼止血过程中，这些烧焦的肌肉、蛋白质等软组织会散发出如同烤焦肉类的气味。

综上所述，手术过程中闻到少许烤焦气味是正常现象。

90. 手术过程中播放音乐对眼袋去除术有影响吗？

有时选择在手术过程中播放音乐，使医生和受术者都处于音乐环境中，以缓解紧张氛围。那么，手术过程中播放音乐对手术效果有没有影响？是积极影响还是消极影响呢？

音乐是人类对美好声音的听觉享受，当人们沉浸在音乐环境中时，心情会变得愉悦，也能够缓解精神紧张，放松自己，产生一系列的心理生理反应。有医学研究表明，在手术过程中播放舒缓轻柔的音乐，可以让受术者放松心情，缓解紧张心理。在手术过程中测量受术者血压和心跳发现，播放音乐时血压和心跳水平要明显低于未播放音乐时。如果手术过程中降低和控制受术者血压水平，有利于减少手术过程中切口出血和其他与血压有关的并发症，使手术更安全。从上述音乐对手术过程中受术者的心理和生理影响来看，局麻下完成眼袋去除术时，受术者在轻松、愉快的氛围中接受手术也是一种经历和享受，无疑具有积极作用。

手术过程中播放音乐对受术者有积极的影响，那么，对于手术操作医生是否也有影响呢？有医学研究表明，在手术过程中播放让人轻松、愉悦的音乐，对手术医生有积极影响。手术过程对医生来说也是紧张工作的过程，不同年资的医生都有类似的认识，每台手术都关系着受术者的安全和术后效果，而高度紧张对工作不利。如果医生在轻松、愉悦的音乐环境中开展手术，可以提高手术效率，促进顺利完成手术，提高手术安全和效果。

眼袋去除术过程中如果选择播放音乐，要选择格调舒缓、轻松悠扬的音乐，不宜选择格调激昂、振奋人心的音乐。前者能够让受术者和医生都沉浸在轻松、安静心理状态中，后者如果过于亢奋，声音嘈杂，反而对手术过程起消极影响。

综上所述，具体每个人对音乐感受不同，手术医生和受术者对音乐认识不同，眼袋去除术过程中可以播放音乐，也可以不播放音乐，在安静环境中完成手术。

91. 眼袋脂肪分为哪几部分？眼袋去除术时如何处理？

眼袋形成的主要因素之一是眼袋脂肪，正确认识眼袋脂肪对眼袋去除术非常重要，那么，眼袋脂肪由哪几部分构成呢？

眼袋脂肪专指对眼袋形成起主要作用的脂肪，在医学上的专业称谓是眶隔脂肪。眶隔脂肪分布于眼球周围，对眼球起支撑、缓冲和保护作用，对视觉具有重要功能。与眼袋有关的眶隔脂肪主要是分布在眼球下方的眶隔脂肪，分为三部分，即内侧（鼻侧）脂肪，中央脂肪和外侧（颞侧）脂肪，三团脂肪之间由肌肉或筋膜组织相互隔开，各成体系。不同眶隔脂肪的组织结构、性质、形态大小都不相同。

内侧眶隔脂肪因为靠近鼻子，也称鼻侧眶隔脂肪，这部分眶隔脂肪结构致密，颜色呈乳白色，脂肪量较少，内侧眶隔脂肪内含有较粗的血管，血液循环丰富，位于眼眶深面。正因为内侧眶隔脂肪的上述结构特点，在眼袋去除术过程中，由于其脂肪结构致密，质地较硬，脂肪量少，通常需要切除该部分脂肪，不用于填充泪沟。在切除脂肪时由于其血液循环丰富，需要止血彻底，避免引起术后出血。由于内侧眶隔脂肪位置较深，在牵拉脂肪时，有眼睛酸胀感，该脂肪和深层神经支配有关联，极少数人甚至有心慌的感觉，停止牵拉后这些不适的感觉会自然消失。

中央眶隔脂肪是形成眼袋的主要脂肪，这部分脂肪位于眼睛正下方，所以称为中央眶隔脂肪，该脂肪颜色呈亮黄色，脂肪量大，脂肪质地柔软，通常是眼袋形成中率先突出的脂肪部分，位置表浅，不含较粗的血管。正因为中央眶隔脂肪结构特点，在眼袋去除术过程中，由于脂肪质地柔软，脂肪量大，中央眶隔脂肪最适宜用于泪沟填充，眶隔脂肪释放转移术填充泪沟技术是对该部分脂肪的操作处理，如果脂肪多余时还可以选择性切除部分脂肪，达到祛眼袋术后良好的效果。

外侧眶隔脂肪因为靠近颞部（太阳穴），也称颞侧脂肪，这是眼球下方眶隔脂肪的最外侧部分，该脂肪颜色呈亮黄色，脂肪量少，脂肪质地柔软，通常是眼袋形成中最后出现的脂肪，部分人眼袋甚至没有外侧眼袋脂肪突出的表现。正因为外侧眶隔脂肪结构特点，在眼袋去除术过程中，可以不用处理该部分脂肪，如果有少量外侧眶隔脂肪突出，可以选择部分切除脂肪方法，以达到术后良好的效果。

综上所述，眼袋三团脂肪之间相互隔开，各成体系，在眼袋去除术过程中，区别对待不同脂肪对祛眼袋效果很重要。

92. 眼袋去除术中如何识别不同眼袋脂肪？

眼袋去除术过程中，对不同眼袋脂肪处理方式不同，如果遗漏对相应眼袋脂肪的处理，会影响祛眼袋术后效果，那么祛眼袋时如何识别不同眼袋脂肪呢？

（1）从脂肪位置识别：眼袋脂肪划分是以脂肪位置不同为标准，这样容易识别，通常将眼袋脂肪区分为内侧、中央和外侧三部分。手术前，受术者直立或坐立位时，从下眼睑部位脂肪隆起表现，可以初步判断眼袋脂肪类型。年轻人以内侧和中央眼袋隆起为明显，因此，眼袋脂肪实质是内侧和中央眶隔脂肪膨出，而部分中、老年人则是由于内侧、中央和外侧眶隔脂肪膨出，表现为整个下眼睑部位眼袋隆起。在手术过程中，打开组织间隙后，也可以根据眼袋脂肪位置，初步识别内侧、中央和外侧眼袋脂肪。

（2）从脂肪结构形态识别：下眼睑部位三团眼袋脂肪的组织结构和形态是不同的，可以根据不同脂肪特点进行识别。内侧眼袋脂肪颜色为乳白色，容积小，脂肪细胞颗粒较小，组织结构致密，其中有较粗大的内侧眶隔脂肪供应血管，可以帮助识别。中央眼袋脂肪颜色为亮黄色，容积在三团脂肪中最大，脂肪细胞颗粒较大，组织结构疏松，血管供应少，容易识别。外侧眼袋脂肪颜色为亮黄色和中央眼袋脂肪颜色无异，容积小，脂肪细胞颗粒较大，组织结构疏松，血管供应少，其结构形态和中央眼袋脂肪相近，两者主要从位置不同进行区分。

综上所述，祛眼袋时需要识别上述不同眼袋脂肪，以便有针对性地处理。

93. 眼袋脂肪处置方式有哪几种？

眼袋脂肪处置是眼袋去除术核心内容之一，目前，眼袋脂肪处置有哪几种方式呢？

（1）眼袋脂肪切除术：在传统的眼袋去除术方法中，无论是眼袋内切术还是眼袋外切术，都是将眼袋脂肪适量切除，切除脂肪被废弃。这种传统祛眼袋方法迄今沿用有近百年历史，在过去被人们普遍接受，对祛眼袋有较好的效果。近年来，随着医学的发展，人们对眼袋问题认识更深刻，这种传统祛眼袋方式只是对部分人选择采用。

（2）眶隔脂肪释放转移术：随着医学发展进步，人们对眼袋和面部整体年轻化认识增加，并逐渐发现如果将眶隔脂肪释放转移填充到中面部，尤其对于眼袋伴有泪沟人群，能够增强眼袋去除术效果，使中面部整体显得年轻。被释放转移的眶隔脂肪，即眼袋脂肪，可以是部分眼袋脂肪，也可以是全部眼袋脂肪，根据个人眼袋情形选择采用。眶隔脂肪释放转移术过程中，眼袋脂肪并没有离断，还有蒂部相连，以保障转移脂肪血液循环供应，维持转移脂肪细胞活性，在医学上称为转移脂肪瓣，区别于脂肪游离移植（脂肪从身体完全离断后移植）。

（3）眼袋脂肪回植：即眼袋脂肪游离移植方式，是将眼袋脂肪切除，从身体完全离断后，再根据需要植入眼袋下方泪沟部位，填充泪沟，增强眼袋去除术效果。切除的眼袋脂肪可以选择部分用于移植，也可以全部用于移植，根据个人情况选择采用。目前，游离脂肪移植方法主要有两种：一是将眼袋脂肪剪碎后盛装在注射器内，通过注射器针头将游离脂肪注射填充到泪沟凹陷部位；二是将游离脂肪修剪成长条，直接填充到泪沟凹陷部位。游离移植脂肪通过从周围组织中吸收营养成分，脂肪细胞重新成活，不同于眶隔脂肪释放转移术过程中，脂肪细胞始终保持活性，因此存在移植脂肪细胞成活率问题，而实际应用过程中发现，该方法移植脂肪细胞成活率较高，有很好的填充泪沟效果。

综上所述，眼袋脂肪处置方式可以根据情形选择采用某种方式，或者结合采用几种方式，以达到祛眼袋术后良好的效果。

94. 眼袋去除术中牵拉内侧脂肪时为何少数人有心慌感觉？如何避免该反应？

眼袋去除术过程中需要对眼袋脂肪进行分别处理，牵拉内侧脂肪时，少数人为何有心慌、胸闷的感觉？如何避免这种反应呢？

眼袋去除术过程中牵拉内侧眼袋脂肪时，由于脂肪位置较深，和眼球毗邻关系密切，对于眼球有轻微的牵拉影响，可能引起短暂迷走神经反射（医学术语，身体内一种支配内脏器官等组织的神经反射）。迷走神经过度反应，从而引起迷走神经支配的内脏器官反应，包括心脏和消化器官等。迷走神经反应对于心脏反应表现为心率（每分钟心跳次数）减缓，让人感到心慌和胸闷等不适，需要及时制止这种迷走神经反应，避免影响手术安全。迷走神经反应对于消化器官反应表现为恶心、呕吐等不适，也需要避免出现这些反应。

在眼袋去除术过程中牵拉内侧眼袋脂肪时，要嘱咐受术者有心理准备不必紧张，手术过程中动作要轻柔，采用在脂肪内注射少量局麻药等综合预防措施，避免手术过程中出现迷走神经反射，引起内脏器官反应和相关不适表现。

95. 眼袋去除术时是否切除脂肪越多越好？

祛眼袋手术过程中，需要切除部分脂肪，有人会问："祛眼袋时是否可以多切除一些脂肪，延缓眼袋复发，延长祛眼袋术后效果？"

祛眼袋术后，随着人们年龄增长，由于面部软组织还会逐渐变得松弛，逐年缓慢脱垂，眶隔脂肪也会不断脱垂，还会有新的眼袋出现。因此，有人会问："如果祛眼袋时多切除一些脂肪，是否可以预先阻止眶隔脂肪脱垂，延长祛眼袋术后效果呢？"

过度切除眶隔脂肪好比"寅吃卯粮"，并不会出现延缓眼袋形成的效果，相反还会出现一些不良反应。如果过度切除眶隔脂肪，眼球支撑力量减弱，出现眼球下陷现象，下方眼球虹膜部分被眼睑遮挡，使眼睛显小。另外，下眼睑部位会出现凹陷，如同眼窝深陷，让人显得苍老，往往过犹不及。

过度切除眶隔脂肪形成的凹陷很难通过手术方法矫正，目前采用的自体脂肪填充方法也难以矫正这种凹陷，即使填充脂肪后改善，也很难达到下眼睑部位平整效果。相反，如果眼袋去除术过程中，保守切除眶隔脂肪，即使有轻度的眼袋残留，也可以再次手术切除脂肪进行改善，或者等到多年后眶隔脂肪脱垂较多时，一并切除或者处理多余脂肪，祛眼袋术后效果会更好。

眶隔脂肪脱垂较明显的是年轻人或中年人，下眼睑部位软性包块样隆起较明显，眼袋去除术时需要切除部分脂肪进行改善，而老年人因为眶隔脂肪生理性萎缩，下眼睑部位脂肪隆起性包块并不多见，眼袋去除术时通常不需要切除眶隔脂肪，而是将少量脱垂的脂肪进行眶隔脂肪释放转移处理，同样能起到祛眼袋术后效果。

综上所述，眼袋去除术过程中，通常不需要过度切除脂肪，避免出现不良反应，可保守切除眶隔脂肪，待以后处理。

96. 眼袋去除术时如何处理眶颧沟？

眶颧沟是眼袋外侧的凹陷，区别于下眼睑内侧的泪沟，眶颧沟主要出现于中、老年人，对于中、老年人出现的眶颧沟该如何处理，才能够实现下眼睑部位整体年轻化效果呢？

对于有眼袋和眶颧沟的中、老年人，眶颧沟的形成类似于泪沟形成机制，不过眶颧沟出现通常较泪沟晚，这与下眼睑外侧的组织结构有关系。外侧的眼袋主要和外侧眶隔脂肪下垂相关，而外侧眶隔脂肪膨出相对较晚。另外，下眼睑外侧组织结构中有较厚的脂肪垫（颧脂肪垫）支撑，其下垂速度较缓慢。因此，在年龄偏大的老年人中，眶颧沟才比较明显。为了改善这些眼袋综合表现，需要选择皮肤切口，切除部分皮肤，紧致皮肤和肌肉，达到眼周年轻化的效果。

在眼袋手术时，要充分显露眶颧沟位置，可见脱垂的外侧眶隔脂肪，此时将脱垂的外侧眶隔脂肪适量切除后，可以改变眼袋外侧脂肪隆起状态，使眶颧沟能够改善或者消失。对于部分老年人，中面部下垂较明显，颧脂肪垫萎缩或者下垂，根据眶颧沟情况，用外侧的眶隔脂肪释放转移术，填充和消除眶颧沟。因为不同部位眶隔脂肪结构不同，眶颧沟的结构也不同于泪沟结构特点，所以眶颧沟填充方法也不同于泪沟填充方法。

综上所述，对于中老年人出现的眶颧沟，可以根据情况选择部分外侧眶隔脂肪切除或者部分外侧眶隔脂肪释放转移术，每个人眶颧沟特点不同，选择处理方法也各异，其目的都是通过眼袋去除术途径达到减轻或消除眶颧沟效果。

97. 眼袋去除术时如何预防眼睛露白现象?

祛眼袋要避免术后出现眼睛露白现象，那么如何预防眼睛露白现象呢？

眼睛露白现象是多种因素形成的，主要是指眼球虹膜下方眼球巩膜部分显露较正常多，在这里主要是指眼睛下方露白现象。中年以后随着人们年龄增长，下眼睑松弛下垂，眼睛下方露白逐年变得明显。接受眼袋手术的中、老年人，在手术前可能存在眼睛露白现象，祛眼袋术后可能有眼睛下方露白现象。

眼袋去除术过程中对下眼睑组织结构进行处理，包括对眶隔、眼轮匝肌和皮肤处理等，这些操作都可能对下眼睑位置造成影响，形成眼睛露白现象。接受眼袋手术的人，如果术后下眼睑位置下移，就会有眼睛下方露白现象，手术时注意预防。为了避免眼袋去除术后出现眼睛下方露白现象，手术过程中要保护下眼睑的支撑力量，保守切除皮肤和肌肉，需要做眶隔紧致时，避免张力过大，牵拉导致下眼睑上缘下移，使眼睛下方出现露白。对于眼袋去除术后早期出现的眼睛下方露白现象，可以通过按摩下眼睑方法改善，少数无法保守治疗的下眼睑露白则需要手术修复。

98. 眼袋去除术时间有多长?

在接受眼袋去除术前,有些人会问:"眼袋去除术时间有多长呢?"

无论选择内路还是外路祛眼袋,都要根据每个人眼袋特点和自身情况,综合考虑,权衡利弊后决定。虽然,眼袋去除术切口只分为两大类,但是选择每种切口途径后,手术过程中手术操作模式又有很多变化,对手术时间也有影响。

内路眼袋去除术包括眼袋内切术和内路眶隔脂肪释放转移术。眼袋内切术多适宜于年轻人,对以脂肪隆起为主要表现的人,切除部分脂肪,手术过程相对简单,手术时间在30分钟左右,而内路眶隔脂肪释放转移术过程中需要对眶隔脂肪进行释放和转移等处理,手术时间相应延长,需要1.5小时左右。

外路眼袋去除术也分为眼袋外切术和外路眶隔脂肪转移术,手术过程中需要切除部分松弛的皮肤或肌肉,紧致皮肤肌肉,手术过程稍复杂,手术时间相对延长。单纯眼袋外切术相对外路眶隔脂肪释放转移术过程来说也要简单,前者手术过程需要约1小时,后者则需要2小时左右。

每个人眼袋类型不同,需要处理过程也不同,如有泪沟表现的人,在手术过程中要填充泪沟,手术时间也会适当延长。因此,针对每个人眼袋具体情况,手术时间也有相应变化。另外,手术前设计、测量,手术过程中操作,术后检查等需要一定时间,所以手术时间也有变化。

99. 为何不同人眼袋去除术时间不同?

虽然同样一种祛眼袋方法,对于眼袋结构组织处理方式不同,包括皮肤、肌肉、筋膜和脂肪等,每种眼袋手术方法具体操作也不同。不同受术者眼袋结构特点不同,即使医生选择同一种祛眼袋方法,针对某些受术者特点,其手术操作内容不同,手术时间也就不同。

同样一种祛眼袋方法,不同医生完成手术时间不同,这主要和不同医生对眼袋的理解不同,其选择具体手术方式不同,技术操作熟练程度不同等有关。例如,同样是外切眼袋手术方法,不同医生选择的操作内容不同,有些医生只是简单地切除脂肪、皮肤,而有些医生做得更细致些,除了适量切除部分皮肤外,还会增加眶隔筋膜紧致、眼台重建等项目内容,增强祛眼袋术后效果,其手术操作时间就会相应延长。

综上所述,不同祛眼袋手术方法需要手术时间不同,如内切眼袋要比外切眼袋手术时间短，因为后者还增加了多余皮肤适量切除和皮肤切口缝合等内容，手术时间相应比前者延长。不同手术医生选择手术方法不同，选择具体手术操作内容不同，其手术操作手术时间也就不同，例如同一种祛眼袋手术方法，手术操作更细致的医生完成手术时间相应延长，同样操作内容的祛眼袋手术，手术操作熟练程度高的医生完成手术时间缩短等。

第三节　眼袋去除术后恢复

100. 眼袋去除术后恢复期分为哪几个阶段?

祛眼袋手术和其他美容整形手术一样，术后有一段时间恢复期，不同恢复期均有不同特点。正确认识祛眼袋术后各恢复期，可以了解不同时期症状特点，克服紧张心理;可以理解各阶段注意事项，注意防护;可以促进恢复，达到术后良好效果。根据祛眼袋术后恢复阶段，我们通常分为恢复早期、恢复中期和恢复后期，各阶段相互衔接，形成整个祛眼袋术后恢复过程。

恢复早期是指祛眼袋术后到切口正常愈合时期，这段时间约2周。因为人的体质不同，恢复速度有快有慢，年轻人切口愈合快，通常切口在1周左右愈合，老年人愈合时间稍延长。在切口愈合期的头3天是关键时期，术后手术部位肿胀越来越明显，眼睛不适也明显，直到术后第3天开始逐渐消肿、改善。术后3天到2周也是切口逐渐愈合时期，切口愈合期在恢复期中很关键。

恢复中期是眼袋手术切口愈合到6个月左右，尤其是术后头3个月为瘢痕增生反应期。因为手术创伤，切口愈合部位都存在瘢痕，包括皮肤切口瘢痕和肌肉等损伤组织深面瘢痕，瘢痕是切口愈合的必然过程，也是机体自我修复自我保护的重要环节。这一阶段瘢痕表现为切口愈合后早期增生反应明显，由内及外因为瘢痕增生引起各种症状和外形变化，如皮肤表面瘢痕发红、发硬，偶有痛痒表现等，以术后3个月较明显，直到术后6个月左右才渐趋稳定。

恢复后期是指瘢痕反应逐渐稳定，通常术后6个月左右开始，组织结构自身缓慢塑型，逐渐达到稳定形态阶段，这一阶段时间较长，约1年甚至数年。祛眼袋手术恢复后期，组织结构变化细微，逐渐接近类似正常组织形态，各种不适症状逐渐消退、消失，外形也逐渐恢复到接近正常外观。

综上所述，祛眼袋术后有一段时间恢复期，各阶段相互衔接，形成整个祛眼袋术后恢复过程，完全恢复需要1年左右甚至数年，具体根据每个人情况不同，恢复期时间可长可短，因人而异。

101. 眼袋去除术后恢复快慢顺序如何？

祛眼袋术后恢复快慢主要与手术范围和损伤程度，以及有无皮肤切口有关，如果手术范围较大、组织损伤程度较大，术后恢复相对较慢，反之，术后恢复较快；如果有皮肤切口相对于无皮肤切口恢复较慢。根据以上术后恢复规律，目前祛眼袋术后恢复快慢顺序如下。

（1）眼袋内切术：该方法是传统的祛眼袋方法。手术过程从下眼睑内侧做小切口，适量切除膨隆脱垂的眼袋脂肪，手术过程相对简单，术后恢复快。该方法主要适宜于以眼袋脂肪隆起为主要表现的年轻人眼袋类型。

（2）内路眶隔脂肪释放转移术：该方法是新近发展的祛眼袋方法。手术过程从下眼睑内侧做切口，将部分眼袋脂肪释放转移，填充眼袋下方泪沟凹陷，改善或消除泪沟，术中还可以根据情况切除部分眼袋脂肪，手术范围和组织损伤程度增加，术后恢复过程较眼袋内切术稍慢。该方法主要适宜于眼袋伴有泪沟的年轻人眼袋类型。

（3）眼袋外切术：该方法是传统的祛眼袋方法，手术过程从下眼睑上缘做皮肤切口，适量切除膨隆脱垂眼袋脂肪，适量切除部分松弛下垂皮肤，同时改善皮肤皱纹和下眼睑隆起，术后遗留下眼睑处皮肤切口痕迹。眼袋外切术方法有皮肤切口愈合和恢复过程，较内路眼袋去除术恢复过程相对慢。该方法主要适宜中、老年人眼袋类型。

（4）外路眶隔脂肪释放转移术：该方法是新近发展的祛眼袋方法。手术过程类似眼袋外切术，只是增加了部分或全部眶隔脂肪释放转移过程，增加了手术范围和组织损伤程度，因此术后恢复过程较眼袋外切术慢。该方法主要适宜于眼袋伴泪沟，下眼睑松弛有皱纹的中、老年人眼袋类型。

102. 眼袋去除术后早期应该注意哪些方面？

祛眼袋术术后早期是指眼袋手术后到切口愈合这段时期，时间跨度约为术后2周。这段时间以休息为主，保护切口清洁，合理饮食，促进切口愈合，避免各种早期可能出现的并发症。

（1）休息方面：祛眼袋术后早期要采取头部枕高位休息，避免骤然低头和负重动作，需要低头工作时，先蹲下后完成工作，避免眼部血流压力骤然升高，引起切口出血。要保持多闭眼休息，尤其是术后前3天，术后下眼睑部位肿胀较明显，应避免长时间看手机、电脑和电视，以免引起眼部不适和眼球结膜充血、水肿等。

（2）切口管理方面：祛眼袋早期手术部位肿胀明显，术后24小时内可有疼痛感，需要间隔无菌敷料，间断冰敷，每次冰敷20分钟左右，间隔20分钟再次冰敷，循环往复，术后冰敷6～8小时。祛眼袋术后早期下眼睑部位间断冰敷有多种功效，包括术后早期镇痛、预防切口出血、减轻局部肿胀等。24小时后，切口愈合前，在手术切口部位涂抗生素软膏1周左右，有利于保护切口，避免切口感染。术后1周内不宜洗脸，眼部及切口部位防止沾水，避免切口感染。

（3）饮食方面：祛眼袋术后早期也要注意合理饮食，须清淡营养饮食，多吃富含多种维生素的水果、蔬菜类和富含蛋白质的牛奶、鸡蛋等食物，以促进切口愈合。这期间，避免饮食辛辣、刺激性食物和饮料，避免各种海鲜、牛羊肉等食物，避免服用各种活血滋补类中草药膳，以免使切口部位血管扩张，引起切口出血，影响切口快速顺利恢复。

103. 眼袋去除术后饮食应注意哪些方面？

为了达到理想的术后恢复效果，无论是眼袋外切术还是眼袋内切术，术后合理饮食是手术成功的重要环节之一。那么，眼袋去除术术后早期在饮食上应注意哪些方面呢？

（1）清淡饮食：多食营养丰富的食物，均衡补充各类营养元素；多食含丰富维生素的新鲜水果、蔬菜如冬瓜、萝卜、白菜、豆芽、豆类等；多食高蛋白、高热量、低脂肪食物如豆腐、牛奶等。

（2）忌酒、辛辣刺激食物：忌食生姜、辣椒、生葱、生蒜、白酒等刺激性食物及饮料，这些食物都会加重切口反应，引起肿胀、切口红肿、瘢痕增生。

（3）忌食发物：发物是指容易诱发某些疾病或加重疾病的食物。发物的范围很广，在我们的日常生活中，属于发物类的食物有：食用菌类中的蘑菇、香菇等；海鲜类中带鱼、黄鱼、虾、螃蟹等；蔬菜果品类中竹笋、桃、杏等；肉类中牛、羊、狗肉等。

（4）忌食含活血成分的药膳：含当归、红花、川芎等成分的中草药有加速血液循环的作用，食用后可能造成继发术后切口出血，甚至引发血肿；忌食桂圆、阿胶、蜂王浆等热性补益食品。

综上所述，祛眼袋术后合理饮食，有利于切口快速顺利恢复，达到祛眼袋术后良好效果。

104. 眼袋去除术后早期该如何休息才好？

无论是内路眼袋去除术还是外路眼袋去除术，术后早期都需要采用正确的休息方法，有利于术后早期切口快速顺利恢复，减少术后并发症的发生。那么，祛眼袋术后早期该如何休息才好呢？

祛眼袋术后早期首先要让眼睛休息，避免使眼睛疲劳的活动。术后早期，要以闭眼休息为主，如果户外散步时宜戴墨镜保护，避免强光刺激，引起眼睛不适。祛眼袋术后早期，尤其前3天，是术后肿胀明显时期，不宜长时间看电视、电脑和手机，使眼睛感到疲劳。此时如果眼睛过于劳累，容易出现结膜水肿、充血和流泪，延长术后恢复时间。祛眼袋术3天后，手术部位逐渐消肿，各种不适逐渐消失，此时可以适当看手机、电脑屏幕等，但是要严格限制用眼时间，避免引起眼部疲劳。

祛眼袋术后的休息体位姿势也很重要，要多采用头部高位休息。采用头枕高位休息时，让头部高于心脏位置，有利于降低头部动脉血流灌注压力，避免切口出血，也有利于头部静脉血流回到心脏参与血液循环，使手术部位快速消肿等。采用平卧姿势休息时宜比平时垫高枕头，可以枕2个或3个枕头来抬高头部位置，有利于静脉血液回流和消肿。

日常活动要避免劳力性活动和重体力活动。要尽量避免低头动作，确实需要俯身时，如系鞋带、上厕所蹲起等动作时，宜先弯腰，使头部保持高位，缓慢蹲下和起立，避免骤然活动使头部血压突然升高，引起继发性切口出血，影响术后正常恢复。

105. 眼袋去除术后早期低头和弯腰动作有何影响？

祛眼袋术后早期，需要避免低头和弯腰动作，那么，低头和弯腰动作会有何影响呢？

人体循环系统是维持正常生命的主要系统之一，其结构包括分布在人体组织器官中的各级脉管和循环交通的枢纽——心脏。循环系统功能是将各种人体必需的营养成分（主要以血液循环方式）输送到各个组织器官，然后将组织器官产生的代谢废物运回再通过排泄系统排出体外，由此可见，循环系统对于生命的至关重要性。在循环系统中，心脏是推动循环的主要动力源，好比是循环泵，助力循环正常有序、毫不间断地运行。循环系统对于组织器官的营养作用，类似各种农作物营养灌溉，遍布全身各个器官。

　　眼袋去除术会损伤组织中有循环作用的脉管系统，包括毛细血管和细小血管等，产生脉管断端，使脉管通透性增加。损伤脉管断端完全闭合和通透性恢复正常需要一个自我恢复过程，在未完全恢复前，有脉管断端开放和脉管渗出增加的风险。

　　当祛眼袋术后早期有低头或弯腰动作时，心脏位置相对提高，好比将循环泵位置提升，脉管压力增加，循环压力增加。当手术创伤部位脉管系统还没有完全自我修复时，细小脉管有断端重新开放，有少量出血风险。另外，由于脉管压力增加，使通透性增加，脉管内液体向周围组织渗出也逐渐增加，使组织变得更加肿胀。

106. 眼袋去除术后早期为何不能骤然低头或负重？

　　祛眼袋术后早期，尤其是2周内，不要做骤然低头和负重动作，这是为何呢？

　　人们日常休息时通常采取体位包括坐立位、站立位、头部枕高的仰卧位等，这些休息体位有利于血液回流，使头部血流灌注压力相应降低。当人们骤然低头，头部血流灌注压力骤然升高，下眼睑手术部位血管内压力也相应升高。祛眼袋术后早期，尤其是术后2周以内，切口未痊愈，骤然低头时，因为血流灌注压升高，容易引起切口出血。同样，当人们在负重和剧烈运动时，血压水平升高，血流灌注压力升高，也会引起未痊愈切口出血。

　　在这期间，如果需要低头动作时，改成先蹲下再完成动作如系鞋带等，以保持头部位置高于心脏水平。早期恢复期间如果出现少许切口出血，也不必过于紧张，恢复头部枕高位，高于心脏位置，轻压眼袋手术部位3～5分钟，出血多会自止，必要时及时通知手术医生，得到正确指导和处理。

　　综上所述，祛眼袋术后头2周，预防切口出血是术后管理的重要措施之一，目的就是控制血压水平，避免眼睛部位血流灌注压骤然升高，引起切口出血。

107. 眼袋去除术后前3天下眼睑为何会越来越肿？

在祛眼袋术后早期恢复过程中，人们发现术后前3天下眼睑部位越来越肿，这是为何呢？

祛眼袋手术过程是一种人为形成下眼睑部位软组织创伤过程，下眼睑手术创伤部位如同其他损伤部位一样，都需要经历创伤修复过程，出现一系列局部反应，包括肿胀等。

人体软组织受到局部创伤后，在损伤部位出现创伤性炎症反应（医学术语，创伤后都会发生，不同于感染），创伤性炎症是生物机体一种自我保护反应，是切口部位自我修复的必然过程，也是切口愈合的必要条件，创伤部位适度的炎症反应可以促进切口顺利愈合。创伤性炎症反应通常在术后前3天达到高峰期，其后逐渐消退。创伤性炎症期间，受伤部位软组织经历复杂的病理变化，其中重要一项表现是局部血管扩张，血管通透性增加，血管内水分、蛋白质和各种细胞等从血管内渗入血管外侧周围组织间隙，因此表现为受伤部位局部明显肿胀。当创伤性炎症反应逐渐消退时，扩张血管逐渐回缩，恢复正常血管壁结构，渗出到血管外的成分逐渐被回收，因此肿胀逐渐消退。

综上所述，祛眼袋术后恢复早期，下眼睑手术部位存在创伤性炎症反应，这是切口自我修复的必然过程，在术后前3天创伤性炎症高峰期局部肿胀越来越明显，3天后创伤性炎症逐渐消退，随之下眼睑部位逐渐消肿。

108. 眼袋去除术后早期为什么少数人有短暂复视或视物重影现象？

在祛眼袋术后，少数人早期有短暂性复视或视物重影现象，看同一物体出现两个物体现象，这是为什么呢？

我们眼睛可以在眼眶内自由转动，每个眼球都有6条肌肉控制眼球运动，两侧眼球的肌肉运动协调一致，形成正常的共聚视力，看到物体时只有单一物体形态。如果受某些因素影响，当6条肌肉中某些肌肉运动功能受影响时，眼周肌肉运动就不协调，看同一物体时出现两个物体现象，即出现重影，也就是复视。复视的形成原因很多，如果存在影响两侧眼球外6条肌肉协调运动的因素，都可能出现复视或视物重影现象，正常人在视觉疲劳后也可以出现短暂性复视现象。

眼袋去除术时，我们通常采用局部浸润麻醉方法。当局部麻醉药向周围扩散时，由于受麻醉药剂量影响，注射部位过深，接受手术的人对麻醉药敏感度高，或手术本身损伤引起的肿胀等因素，可能短暂麻痹或压迫眼球周围肌肉，尤其是位置相对表浅的下斜肌，位于眼球周围的肌肉力量和运动功能受影响，使两侧眼球外的肌肉运动平衡性出现短暂性不协调，就会出现视物重影或复视现象。随着局部麻醉药在体内代谢消失，局部肿胀减轻，肌肉功能恢复正常，眼球周围肌肉恢复运动协调平衡状态，重影或复视自然得到矫正。局部麻醉药在人体内代谢速度影响视觉恢复正常时间，代谢能力强的人可能术后1～2小时就可以恢复正常，代谢能力弱的人可能需要数小时，具体恢复正常时间因人而异。

综上所述，眼袋去除术使用局部麻醉药，对眼球周围某些肌肉有短暂麻痹作用，或手术创伤引起的肿胀等因素，可能影响两侧眼球肌肉运动协调平衡性，出现短暂性视物重影或复视现象。

109. 眼袋去除术后早期是否需要服用镇痛药？

祛眼袋术后早期，下眼睑部位会出现不同程度的疼痛，尤其是过于紧张和对术后恢复过于专注的人，疼痛感觉更明显，此时是否需要服用镇痛药来减轻或消除疼痛呢？

眼袋去除术通常选择局部麻醉方法，手术完成后，麻醉药逐渐失效，下眼睑部位开始出现疼痛。这种术后早期疼痛，大约在麻醉药使用后4小时开始隐约出现，在术后8小时内较明显，其后疼痛逐渐减轻，到第2天时通常不再感觉到明显疼痛。不同人对于疼痛敏感程度是不同的，在医学上称为痛阈。痛阈低的人对疼痛敏感，痛阈高的人对相同程度刺激疼痛不敏感。人们将疼痛感觉强度区分为轻度疼痛、中度疼痛、重度疼痛，祛眼袋术后属于轻度疼痛，少数对疼痛敏感的人感觉到中度疼痛，所以这种疼痛通常是可以忍受的。

镇痛药分为多种，目前常用口服镇痛药是非甾体类抗炎镇痛药，代表性药物阿司匹林、芬必得、布洛芬等。这类抗炎镇痛药除镇痛作用外，还有抗凝血作用，使凝血机制减弱，血液难以瞬间自止。非甾体类抗炎镇痛药对部分人有胃肠道反应，包括恶心、呕吐等不适，有消化道溃疡的人需要避免服用这类药物。祛眼袋术后早期是切口愈合的关键时期，尤其术后第1天，切口内细小血管断端闭合尚不够稳固，受刺激后断端开放，少量出血引起局部血肿并发症，影响术后恢复。

针对祛眼袋术后早期下眼睑部位疼痛，可以选择手术部位冰敷方法镇痛。冰敷镇痛主要通过以下作用机制：一是局部冰敷后手术部位感觉稍迟钝，对疼痛敏感性降低，疼痛减轻；二是局部冰敷产生的冷觉和轻微压觉分散了对疼痛的感觉，感觉转移后，疼痛减轻。冰敷还可以让手术部位细小血管收缩，使血液循环量减少，降低切口出血风险，同时对于减轻术后局部肿胀有很好的效果。

综上所述，祛眼袋术后属于轻度疼痛，少数对疼痛敏感的人可能感觉到中度疼痛，这种疼痛通常是可以忍受的。因此，术后早期尽量避免服用非甾体类镇痛药，可以选择手术部位冰敷方法镇痛。

110. 眼袋去除术后如何服用抗炎药？

祛眼袋术后通常选择使用抗炎药预防术后感染，促进术后恢复。这里抗炎药是指医学上使用的抗生素，如常用的头孢类抗生素等，并不是镇痛抗炎类药如阿司匹林等。祛眼袋术后如何正确服用抗炎药对于术后顺利恢复有重要作用，主要包括以下几个方面。

（1）服用时间：眼袋去除术是无菌操作手术，手术切口属于清洁切口。因此，抗炎药的使用属于选择性使用，祛眼袋术后使用抗炎药是为了预防术后感染。对于手术时间不是很长、手术范围局限、手术切口清洁等美容整形手术，为了预防术后感染通常在术前30分钟开始使用抗炎药，一直使用到术后3天左右。

（2）服用时机：术前30分钟左右第1次服用，其后选择每日服用数次，通常是每日2次或3次等。服用药物时有些需要空腹服用，有些需要餐后服用。如果没有特别说明的药物既可以空腹服用，也可以餐后服用。有些服用后有胃肠道反应的抗炎药，如有呕吐等不适，适宜餐后服用。

（3）服用剂量：要根据人体健康状态、体重、年龄等因素综合考虑，选择适宜服用剂量。如身体健康、体重适中的成年人可以选择标准剂量，对于年龄小的青少年和儿童或年龄大的老年人需要减少剂量，对于体重轻或健康状况稍差的人也需要减少剂量等。

（4）服用方法：分为两种。一种是遵循医生嘱咐服用，另一种是按照药物说明书服用。祛眼袋术后优先选择遵循医生嘱咐服用方法，因为医生会根据每个人情况制订合理的药物服用方案。如果医生没有具体说明，或者没有充分理解医生嘱咐的服用方法时，可以选择参考药物说明书介绍的方法服用。

综上所述，祛眼袋术后正确服用抗炎药对于术后顺利恢复有重要作用。

111. 眼袋去除术后早期是否需要使用消肿药物？

祛眼袋术后早期恢复阶段，眼睛周围会有不同程度的肿胀，有些人会问："在祛眼袋术后早期肿胀阶段是否需要使用一些消肿药物，帮助快速消肿呢？"

眼袋去除术无论选择哪种手术方法，手术操作过程中都会对眼袋周围软组织造成创伤，这些组织创伤在术后早期表现为局部肿胀。不同手术方式对软组织创伤程度不同，单纯眼袋切除术较眶隔脂肪释放转移术组织创伤程度轻，内路较外路术组织创伤轻。软组织创伤的轻重对术后早期软组织肿胀有直接影响，如果组织创伤轻，术后早期局部肿胀轻；相反，如果组织创伤稍重，术后早期局部肿胀较明显。

祛眼袋术后早期，尤其是头3天，眼睛周围肿胀较明显，通常3天以后能够逐渐消肿，逐步呈现祛眼袋术后效果。在祛眼袋术后早期肿胀阶段，如果采用正确休息体位，如多枕高头部休息、坐立位休息等；采用适宜的局部冰敷方法，如术后1～3天适当间断冰敷等；根据情况选择适宜的局部热敷方法，如术后4天到1周间断热敷等，通常术后1周左右消肿良好，可以逐渐恢复学习或工作状态。从上述祛眼袋术后早期恢复过程来看，通过非药物治疗，眼睛周围肿胀能够逐渐消退，通常不需要使用消肿药物。

有些人为了促进术后早期快速消肿，或者某些因素使肿胀较明显时，可以选择使用一些药物帮助消肿。目前，没有针对减轻祛眼袋术后早期肿胀的特效药物，只是选择使用能够促进体液代谢的药物。临床使用的药物主要有两类：一类是通过静脉滴注的七叶皂苷钠药物；另一类是通过口服的马栗种子提取物片。两种药物相比较而言，口服药物相对便利，也减少了静脉滴注治疗的相关风险，祛眼袋术后选择使用口服药物相对较多。上述药物虽然能够帮助祛眼袋术后早期消肿，但是药物本身也会存在一些不良反应，因此，不是常规使用，只是选择性使用，而且需要在医生指导下使用。

综上所述，在祛眼袋术后早期肿胀阶段，通常不需要使用消肿药物。如为了快速消肿或肿胀较明显时，可以选择使用一些药物帮助消肿。

112. 眼袋去除术后如何快速消肿？

祛眼袋术后人们希望快速消肿，以早日恢复学习或工作状态，那么祛眼袋术后如何做才能快速消肿呢？

祛眼袋术后根据肿胀和消肿的过程，有以下几个环节帮助快速消肿。

（1）术后前3天以安静休息为主：可以采用垫高枕头或抬高床头仰卧休息，在沙发或靠椅上半卧位休息，在座椅上坐立位休息，在室内缓慢行走等，这样有利于头部静脉血液回流，加快消肿。

（2）下眼睑部位适当冰敷：祛眼袋术后24小时内（根据医生建议可以适当延长1～2天）需要冰敷下眼睑部位，间断冰敷可以减轻术后疼痛，减轻手术创伤反应和局部肿胀。

（3）术后第3天（手术当天不计算在内）适当热敷：局部热敷可以加速手术部位组织液循环，加速肿胀吸收，有利于消肿。由于术后恢复期内下眼睑感觉减退，热敷温度不宜过高，避免烫伤皮肤。

（4）在医生指导下口服消肿药物：每个人对消肿时间期待不同，有些人希望加快消肿，如果自身健康状况良好，肝肾功能良好，可以在医生指导下服用一些消肿药物。因为药物本身可能存在不良反应，安全起见，不能自行购买服用。

113. 眼袋去除术后早期为何需要冰敷下眼睑部位？

祛眼袋术后早期冰敷下眼睑有何意义呢？

祛眼袋都是经过切口对下眼睑部位不同层次软组织进行相应处理，达到祛眼袋术后效果，无论内切还是外切眼袋术后都会在下眼睑部位深层形成创伤，这种创伤需要自我修复，也是深层切口愈合和恢复过程。祛眼袋术后早期在下眼睑创伤部位冰敷，具有重要作用，主要体现在以下3个方面。

（1）术后早期冰敷，可以起到镇痛作用。祛眼袋通常选择局部麻醉方法，术后早期数小时，麻醉药镇痛作用逐渐消失，手术部位开始出现疼痛，此时选择局部冰敷方法，通过冰敷引起的局面麻木感觉，一方面让手术部位对疼痛刺激感觉迟钝；另一方面可以转移手术部位疼痛感觉，帮助减弱和逐渐消除术后疼痛不适。

（2）术后早期冰敷，可以让手术部位局部降温。低温可以让手术部位细小血管收缩，降低术后出血风险，也减弱了手术部位创面刺激反应，减轻术后局部肿胀，有利于术后快速顺利恢复。

（3）术后早期冰敷，可以在冰敷同时对手术部位轻轻施压，这样可以起到闭合血管，避免术后出血的作用，也可以将手术创面少量渗出血液从切口部位挤压出来，避免术后出现深层血肿，有利于切口愈合和术后快速顺利恢复。

综上所述，祛眼袋术后早期，尤其是术后24小时内，下眼睑部位进行冰敷具有重要意义。

114. 眼袋去除术后早期如何冰敷？

祛眼袋术后早期冰敷有减少术后出血、消除肿胀、减轻疼痛、镇痛的效果，那么祛眼袋术后早期如何冰敷呢？

祛眼袋术后早期冰敷通常是指眼袋去除术完成后即刻开始冰敷，直到术后第3天的一段时间。不同医生主张冰敷时间也不同，主张术后24小时内冰敷者较多，部分医生主张术后3天都要冰敷，没有统一的冰敷时间标准。祛眼袋术后早期冰敷并不是一直冰敷，而是采用间断冰敷方法，就是冰敷一段时间后间隔一段时间不冰敷，然后再接着冰敷，如此循环往复，称之为间断冰敷。

比较实用的冰敷策略是，祛眼袋手术完成后开始间断冰敷，手术当天冰敷直到夜间睡眠休息时间后停止冰敷为宜。每次冰敷持续时间为20分钟左右，间隔半小时后可继续再次冰敷，如此轮流冰敷，才能达到冰敷效果。

冰敷时可使用医药商店购买的冰袋或普通超市购买的袋装牛奶（豆浆），200ml左右容量袋装牛奶较适宜，术前将冰袋或牛奶包放入冰箱冷冻室冷冻备用。通常祛眼袋术后当日在下眼睑部位用医用纱布覆盖保护，冰敷隔着纱布而不是直接和下眼睑睑肤接触，以防冻伤皮肤。冰敷时取出冻结好的冰袋或牛奶包，用干毛巾擦净表面水珠后另用薄层纱布或毛巾将冰袋包裹，取头部枕高位，冰敷下眼睑手术部位，冰敷同时可以对手术区域施加轻轻压迫，压力不宜过大，以冰袋重量为限。

115. 眼袋去除术后如何热敷？

祛眼袋术后采用手术部位冰敷和热敷方法帮助消肿，那么，在冰敷后是否需要热敷？如何热敷呢？

祛眼袋术后存在切口愈合过程，在切口愈合早期，尤其是术后3天，受伤部位的细小血管还没有完全稳固闭合，受较高温度刺激时血管扩张，可能会引起出血，只有等到术后恢复3天，细小血管才能比较稳固闭合。因此，术后热敷时机宜选择术后第3天（手术当天不计算在内）开始。眼袋去除术3天以后，此时手术部位适当热敷可加速该部位组织液循环，加速肿胀吸收，有利于消肿，也可以促进皮肤淤青早日消退。祛眼袋术后热敷是选择性措施，如果有些人有足够的休息恢复时间，能够等待自然恢复，在术后冰敷完成以后，为了避免热敷引起出血或其他风险，可以不采用热敷方法。

祛眼袋术后热敷不同于冰敷，需要特别注意具体操作方法。祛眼袋术后下眼睑部位肿胀，皮肤深面组织损伤后，一些感觉神经末梢也有损伤，对于各种刺激敏感性降低，表现为皮肤保护机制减弱，此时对温度刺激也不敏感，需要避免高温热敷时烫伤皮肤引起不良后果。术后热敷通常可以选择温热的物件，如用干毛巾包裹后进行热敷，毛巾温度在40℃左右，不宜超过50℃。使用前可以先放在自己手背皮肤测试温度，以温度不至于过高引起烫伤为宜，然后将毛巾包裹物件放在下眼睑部位热敷，每次热敷时间10～20分钟，每天热敷3～4次。

综上所述，祛眼袋术后有些人希望快速消肿，促进淤青消退，可以选择热敷方法。因为不当热敷可能会引起手术部位出血或烫伤，所以需要特别注意热敷时机和具体操作方法。

116. 眼袋去除术后是否需要打针或输液？

在日常生活中，人们通常会认为手术后打针或输液有利于快速康复。近年来，随着医学科学技术发展进步，对打针和输液治疗有了新的认识，祛眼袋术后是否需要打针或输液呢？

打针和输液是一种人体快速给药或补充营养的途径，打针通常是指肌内注射药物，如臀部肌内注射、肩部肌内注射等，输液通常是指通过皮肤表浅静脉管道输入液体成分，包括营养液和各种溶解在液体中的药物成分等。除了某些特定药物需要通过打针或输液途径外，多数营养成分和药物可以通过口服方法，使药物在人体消化道内被吸收，发挥营养和药物作用。当某些药物或营养成分不经过消化道吸收过程，需要快速进入人体血液循环发挥作用，或者只有在需要快速给药或经口服补充营养条件受限制时使用才选择打针或输液方法。

打针和输液一方面对人体是一种创伤性操作，可引起疼痛不适；另一方面打针和输液有治疗风险。为了减少这种风险，目前，医学界认为在不需要打针或输液能完成补充营养或给药的情况下应尽量避免打针和输液治疗。

眼袋去除术通常属于门诊局麻手术，接受手术的人身体健康状况多良好，术后对生活影响较小，术后早期以休息为主，日常生活能自理，不影响进食。祛眼袋手术属于无菌操作，术后需要在切口局部使用抗生素软膏保护和短期使用抗生素预防感染。因为眼袋术后不影响正常进食，可以采用口服用药物或改善饮食方法保障术后营养，所以术后通常不需要打针或输液治疗。

117. 眼袋去除术后早期需要纱布包扎几天？

眼袋去除术主要分为内路眼袋去除术和外路眼袋去除术，这两种方法祛眼袋术后早期，医生通常都要用纱布包扎手术部位。那么，祛眼袋术后早期需要纱布包扎几天呢？

祛眼袋术后早期纱布包扎部位通常是下眼睑部位，有些医生选择用纱布包扎眼睛周围部位甚至遮挡眼睛视线。祛眼袋术后早期纱布包扎的作用包括：保护切口在冰敷时避免冰袋直接接触切口；对手术部位有轻度压迫作用，避免术后早期手术部位创面有少量出血现象；有帮助减轻手术区域肿胀作用等。不同医生对于祛眼袋术后早期纱布包扎时间要求也不同，主要有以下两种包扎时间。

（1）术后纱布包扎1天：术后第1天通常需要冰敷手术区域，有利于镇痛，避免切口出血，减轻水肿等，此时隔着纱布冰敷可以适当保护外路眼袋去除术外露的切口，避免切口与冰袋接触。术后第1天纱布包扎有轻度压迫作用，因为术后第1天切口受疼痛等刺激影响有少量出血风险，轻度压迫手术部位有利于避免切口出血。术后早期有轻度肿胀，术后第1天肿胀较明显，有纱布包扎和轻度压迫作用可以有利于减轻肿胀。因此，祛眼袋术后第1天手术部位通常用纱布包扎，也就是术后早期纱布包扎1天，第2天可以拆除纱布。

（2）术后纱布包扎3天：术后第1天，手术部位疼痛逐渐消失，可以选择不用冰敷镇痛方法，切口出血风险大大降低，手术部位稍有肿胀。医生选择祛眼袋术后早期下眼睑部位包扎3天，为了保留纱布轻度压迫作用，有利于帮助减轻局部肿胀，术后3天手术部位肿胀逐渐减轻，可以拆除纱布。

118. 眼袋去除术后几天拆线？

眼袋去除术方法有多种，但是选择的手术切口径路主要有两种：下睑结膜切口和下睑缘皮肤切口，这两种切口术后是否需要拆线？如果拆线，祛眼袋术后几天拆线呢？

祛眼袋术后下睑结膜切口看不到切口痕迹，因为瘢痕隐藏在下眼睑内侧。这种类型的眼袋去除术，因为眼睑结膜血液循环丰富，切口愈合能力强，短期内即愈合，所以多数医生选择不缝合切口方法，任其自然愈合，无须拆线。部分医生也可能选择缝合结膜切口，如果缝合，通常术后早期3～5天可以拆除缝线。

对于中、老年人类型眼袋，因为要通过手术切除部分松弛皮肤，改善下眼睑皱纹，通常选择外路眼袋去除术。下眼睑部位皮肤切口在手术完成后需要缝合，多数医生选择不可吸收线缝合切口方法，所以术后需要拆线。因为眼睑愈合能力较强，术后切口愈合较好，可以术后5～7天拆除缝线。对于老年人或者营养状况欠佳，有贫血、糖尿病或其他影响切口愈合慢性病，切口愈合能力稍弱的人，可以适当延长拆线时间2～3天，等到皮肤切口完全愈合后再拆除切口缝合线。

综上所述，内路眼袋去除术通常不需要拆线，部分人如果选择结膜切口缝合方法，术后3～5天就可以拆线。外路眼袋去除术皮肤切口缝合线需要拆除，通常术后5～7天拆除缝合线，特殊情况可以适当延长拆线时间。

119. 眼袋去除术后早期初次洗浴需要注意哪些方面？

祛眼袋术后早期为了不影响术后快速顺利恢复，洗浴要遵从循序渐进的方式，初次洗浴要注意哪些方面呢？

祛眼袋从手术切口选择来说，通常都需要等到术后恢复1周左右，切口愈合后，面部和身体才能够沾水清洁（不同于经过消毒的无菌用水），如果是外路眼袋去除术则需要等到拆线后间隔1天开始初次洗浴为宜。在祛眼袋术后初次洗浴需要注意以下几个方面。

（1）避免较长时间低头动作：祛眼袋术后初次洗浴时，要尽量保持头部抬高姿势，避免较长时间低头动作，容易引起手术部位肿胀，甚至有充血和淤青表现。

（2）使用温和洗浴用品且动作轻柔：初次洗浴时，新愈合切口比较脆弱，不宜使用对皮肤有刺激性的洗浴用品，宜选择中性、温和的沐浴用品。洗浴时也要避免对手术部位进行用力搓揉，只是快速冲洗和清洁即可。

（3）洗浴时间不宜过长：初次洗浴时间不宜过长，因新愈合切口抵抗力较弱，避免较长时间浸泡在湿热环境中。初次洗浴时间宜选择在20分钟左右为宜，避免超过30分钟。

（4）洗浴温度不宜过高：初次洗浴温度不宜过高，一方面避免新愈合切口受刺激，影响切口愈合；另一方面避免刺激切口引起瘢痕增生反应。初次洗浴水温在40℃左右为宜。

120. 眼袋去除术后早期为什么少数人会出现下眼睑跳动？

在祛眼袋术后恢复早期，少数人会有下眼睑跳动现象，这是为什么呢？

下眼睑部位的皮下主要有眼轮匝肌，这些肌肉受面部神经支配，接受局部神经发送的信号产生收缩活动，当接收信号刺激时，肌肉不自主收缩，就产生下眼睑跳动现象。

祛眼袋术后偶尔出现下眼睑跳动，一方面由于术后恢复过程中局部变化可以激发下眼睑跳动；另一方面术后少数人心理过于紧张、用眼过于疲劳等因素也可以引起下眼睑跳动，通常是暂时性的。

内路祛眼袋和外路祛眼袋术后，尤其术后2周左右，是瘢痕愈合反应较强烈的时候，下眼睑手术部位紧绷感比较明显，这种术后恢复早期的局部变化，加上少数人心理上过于紧张，长时间看手机、电脑等引起眼疲劳，下眼睑部位眼轮匝肌偶有不自主收缩，可以引起下眼皮跳现象。

祛眼袋术后出现下眼睑跳动时，首先要放松紧张心情，充分让眼睛休息后，下眼睑跳动多会自然消失，也可以采用下眼睑部位局部热敷，有利于早期消除下眼睑跳动现象。对于祛眼袋术后早期一段时间内，下眼睑跳动次数稍多的人，可以短期内根据情况选择性口服一些镇静药物，下眼睑跳动现象会逐渐消失。

121. 眼袋去除术后早期少数人为何出现结膜水肿？

祛眼袋术后早期，少数人会出现结膜水肿现象，这是为何呢？

祛眼袋术后早期出现的结膜水肿，即黏膜水肿，主要表现为术后早期眼睛下方小水珠样半透明凸起，分布在眼球和下眼睑上缘之间，闭眼时感到有异物感等轻微不适。祛眼袋术后早期出现结膜水肿，是由于暂时性局部淋巴液回流不畅引起，其主要形成原因分为两类：一是自身生理性淋巴循环不畅；二是手术创伤过程中引起的短暂性淋巴回流不畅。

人体组织液循环主要分为血液循环和淋巴液循环，其中淋巴液循环和局部组织肿胀有重要关系。淋巴液循环的重要途径是淋巴管回流，如果把淋巴液比喻成循环水，那么淋巴管好比循环水管，不过这种循环水管具有通透性，能够让周围的水分渗入管内，参与水循环。人们天生淋巴管发育不同，有些人淋巴管发育好，管道通畅，有些人淋巴管系统发育弱，管道流畅程度弱，这也是少数人易于发生局部组织水肿的主要原因之一。另外，人们到了中年以后，随着年龄增长，身体淋巴系统逐渐退化，淋巴循环功能逐渐减弱，这也是老年人易出现水肿，且水肿发生后，消退时间延长的主要原因之一。

祛眼袋手术过程也是局部受创伤的过程，不同的手术方法，手术过程中不同的操作方式等，都会对局部淋巴回流产生重要影响。其中，眼袋内切术创伤相对小，因而对淋巴循环影响小，接受祛眼袋的人相对年轻，所以术后早期通常不易出现结膜水肿。针对中、老年人眼袋类型，医生多选择外切眼袋方法，手术创伤对淋巴循环影响增加，加上中、老年人淋巴循环弱，因此，祛眼袋术后早期部分人可能出现结膜水肿。眼袋外切术过程中，如果注射局麻药过多，医生选择采用眦角"锚定"等操作方式时，也会影响局部淋巴循环，出现结膜水肿的概率相应增加。

综上所述，祛眼袋术后早期少数人出现结膜水肿现象，是由于暂时性局部淋巴液回流不畅引起的，通常术后2周左右水肿逐渐消失，可恢复正常。

122. 眼袋去除术后早期结膜水肿的影响因素主要有哪些？

祛眼袋术后早期出现的结膜水肿以球结膜水肿较明显，因此，这里专指球结膜。球结膜水肿主要表现为眼球巩膜周围胶冻样或葡萄仁样隆起，轻微者表现为眼睛有水汪汪的感觉，较严重者闭眼时感到不适，甚至难以闭眼。结膜水肿是由各种因素导致球结膜及其周围组织淋巴液循环不畅引起的，那么祛眼袋术后早期结膜水肿的影响因素主要有哪些呢？

（1）个人体质和眼睛周围组织结构特点：人们在生长和发育过程中，各种组织结构会伴随人体发育有着不同的发育成熟速度，有些人天生淋巴循环系统发育良好，循环发达通畅，有些人淋巴循环系统发育欠佳，淋巴管数目稀少或者管径偏小致淋巴循环受限。这种体质在下眼睑部位也会表现为淋巴循环通畅程度不同，有些淋巴循环发育欠佳的人，容易出现球结膜淋巴水肿，轻微淋巴水肿时就有眼睛水汪汪的感觉，这些人接受祛眼袋术后早期引起结膜水肿的可能性就会增加，术后结膜水肿消退时间也较长。

（2）眼袋去除术的选择：目前，从眼袋去除术切口选择方式来划分，分为内路眼袋去除术和外路眼袋去除术，前者是从下眼睑内侧结膜做切口；后者从下眼睑上缘皮肤做切口，术后可以看到皮肤切口痕迹。祛眼袋术后早期结膜水肿多见于外路眼袋去除术，内路眼袋去除术后早期结膜水肿相对少见。

（3）手术操作方式和创伤程度：在眼袋去除术过程中，不同操作方式对术后早期出现结膜水肿有重要影响。外路眼袋去除术中选择做外眦悬挂时，由于下眼睑上缘有紧缩效果，可影响局部淋巴循环，使术后出现结膜水肿可能性增加。手术过程中局部创伤程度越大，术后局部水肿也越明显，眶隔脂肪释放转移术比单纯眼袋切除术手术过程复杂，局部创伤也增加，因此，术后结膜水肿出现可能性也增加。

综上所述，祛眼袋术后早期出现结膜水肿有上述各种主要影响因素，术前充分了解这些影响因素，有利于预防和治疗祛眼袋术后早期结膜水肿。

123. 眼袋去除术后早期结膜水肿如何治疗？

少数人祛眼袋术后早期出现眼睛球结膜水肿，表现为眼球表面有薄层透明的黏膜水肿，做睁眼和闭眼动作时感觉不适，希望及早治疗使水肿消失，恢复正常健康状态。

对于因为祛眼袋术后局部肿胀形成的球结膜水肿，术后早期要注意以下几点：以清淡饮食为主，少食辛辣、刺激、海鲜等食物；多采用头部枕高位休息，尽量减少低头动作，有利于消肿；闭眼多休息，尽量不看手机、电脑、电视；经常使用滴眼液或涂眼膏等保护眼睛措施，使结膜水肿逐渐消退，恢复正常状态。

对于祛眼袋术后早期结膜水肿较明显的人，可以使用氧氟沙星或妥布霉素滴眼液滴眼，在没有青光眼、眼压不高的情况下，可以短期内交替使用地塞米松滴眼液，每日1～2次，使用时间通常不超过1周。此外，也可以用温毛巾局部热敷，每日热敷3～5次，每次热敷5～10分钟。因为术后早期皮肤敏感度下降，热敷时温度不应过高，避免烫伤下眼睑部位皮肤。经过以上治疗，结膜水肿大多可逐渐消退，对于少数消退比较缓慢，短期内不能恢复的人，可以到眼科门诊就诊。

综上所述，祛眼袋术后球结膜水肿是由于局部淋巴循环受肿胀等因素影响引起，其中外路祛眼袋出现球结膜水肿的概率稍高于内路祛眼袋方法，祛眼袋术后早期结膜水肿可以采取上述各种治疗方法，对于少数消退比较缓慢，如果短期内不能恢复的人，可以到眼科门诊就诊，选择消除眼睛球结膜水肿的特别方法。

124. 如何正确看待眼袋去除术后早期眼睛分泌物？

在祛眼袋术后早期，由于局部肿胀和轻微疼痛，眼睛疏于清理，会有少许分泌物，部分人看到分泌物感到紧张，那么如何正确看待眼睛分泌物呢？

祛眼袋术后早期需要在眼睛周围涂抹眼膏保护切口，同时由于手术损伤和眼睛周围局部肿胀刺激，这些因素都会表现为术后早期有少许分泌物现象。从具体情况来看，祛眼袋术后早期眼睛分泌物主要有以下3方面原因。

（1）眼膏混合物：祛眼袋术后早期，为了保护切口，会在切口部位涂抹少量眼膏。常见的眼膏为红霉素眼膏、氯霉素眼膏、氧氟沙星眼膏等，这些眼膏主要成分包括红霉素、氯霉素、氧氟沙星等抗生素和药物载体——油膏，可形成凝胶样物质。当这些眼膏涂抹到眼睛周围后，没有及时清理会混合一些眼睛本身正常分泌物，停留在眼睛周围。

（2）眼睛正常分泌物：祛眼袋术后早期，由于手术损伤，眼睛周围组织受到不同程度刺激，局部肿胀，使眼睛周围有分泌作用的结构如睑板腺受刺激分泌增加，同时由于肿胀不适和疼痛等因素，眼睛周围疏于清理，聚集的分泌物增多，也会停留在眼睛周围。

（3）感染性分泌物：人们在生活环境中都会接触空气和物体表面分布的细菌、病毒等病原微生物，正常情况下不会引起感染。少数人在祛眼袋术后早期，由于受到局部损伤、机体抵抗力、手术操作等因素影响，可出现结膜炎症。感染性分泌物增多，一般在手术3天以后开始出现，伴有眼睛周围红肿、疼痛等不适。美容整形手术通常严格遵守无菌操作步骤，选择正规医疗机构、有资质和丰富眼袋去除术经验医生接受手术，很少会出现感染性分泌物，一经出现需要正确处理。

125. 眼袋去除术后早期为何部分人眼睛会发痒？

祛眼袋术后早期有些人眼睛发痒的原因是什么呢？

（1）局部肿胀：祛眼袋术后早期，下眼睑及其邻近部位肿胀，尤其是前3

天肿胀明显。由于局部肿胀，下眼睑及邻近部位感觉轻微异常，可以有发痒的感觉，如果眼睛下方球结膜出现水肿时，容易引起眼睛发痒。

（2）下睑倒睫：与局部肿胀引起的眼睛发痒相比，下睑退缩引起的眼睛发痒持续时间较长，需要特别处理。局部肿胀引起部分人下眼睑上缘睫毛方向改变，睫毛远端接触眼睛，刺激眼睛有发痒感，这种发痒感觉随着消肿而消失。部分人倒睫是因为下睑受到向下牵拉力量，下睑内翻，下眼睑上缘睫毛倒向眼睛，刺激眼睛有发痒感，这种发痒的感觉会持续存在，直到下睑退缩得到矫正。

（3）闭眼困难：祛眼袋术后早期，由于手术部位肿胀等原因，上眼睑、下眼睑未能够完全闭合，眼睛下方暴露时间长，眼睛干涩，出现发痒感觉。如果术前存在结膜炎、眼干燥症等眼睛疾病时，术后早期也容易出现眼睛发痒感觉。

（4）眼睛分泌物：祛眼袋术后早期无法正常面部护理，眼睛正常分泌物没有被及时清除，滞留在眼睛内可引起眼睛发痒感觉。另外，术后早期如果局部涂抹眼膏等保护切口，这些油膏接触到眼睛时，也会引起眼睛发痒感觉。

（5）切口愈合：祛眼袋术后切口有一段较长时间的恢复过程，在切口愈合过程中，细小神经末梢在组织中呈发芽样生长和延伸，此时切口愈合部位有发痒等细微感觉。切口愈合过程的这种发痒感觉存在时间较长，直到切口完全愈合，损伤组织得到修复，达到成熟和相对稳定状态。

综上所述，祛眼袋术后早期部分人感觉眼睛发痒，主要由上述各种原因引起，正确认识这些原因，消除紧张心理，采取相应防范措施，可促进术后切口快速顺利恢复。

126. 眼袋去除术后眼睛周围皮肤为何会淤青？淤青多久能消退？

祛眼袋术后早期，部分人眼睛周围会出现皮肤淤青、皮肤发黄现象，数日不消退。这些淤青、瘀斑和皮肤发黄现象是怎样形成的？需要多久才能消退呢？

在日常生活中，身体表面皮肤和软组织容易受伤，如磕碰和挤压伤等，受伤后不久就会在受伤部位出现淤青、皮肤发黄现象。这是人体软组织受伤后，受伤组织内的毛细血管破裂或渗透作用增加，血液从毛细血管外渗致皮下形成淤青。随着机体恢复过程中，这些渗出到毛细血管外的少量血液成分被吸收后，淤青逐渐消退，当淤青逐渐消退后一段时间形成皮肤发黄现象，随之皮肤发黄也会逐渐消退。在自身凝血机制有异常时，如女性月经期，平时服用抗凝血药物如阿司匹林时，更容易出现上述软组织受伤后皮肤淤青和发黄现象。随着受伤部位血液循环，这些渗出的少许血液逐渐被吸收，淤青和皮肤发黄现象可慢慢自行消退。

眼袋去除术会对眼睛下方的软组织造成轻微损伤，受伤软组织内同样有少量血液渗透到毛细血管外，由于眼睛周围皮肤薄、皮下组织疏松，淤青或皮肤发黄现象更明显。同时，眼睛周围血液循环丰富，出现这种淤青和皮肤发黄现象消退时间也较快，通常眼袋术后1周左右就不明显，2周左右多会完全消退。对于淤青或皮肤发黄消退较慢的人，可以术后1周左右局部使用热敷的方法加速血液循环，有利于渗出到毛细血管外的血液成分吸收，加速消退。

综上所述，祛眼袋术后早期出现眼睛周围淤青或皮肤发黄，通常在术后2周左右自然吸收而消退。每个人自身体质和眼睛周围组织结构不同，表现不同，消退时间也不同。多数年轻人毛细血管弹性好，不易出现血液外渗，较少出现淤青或皮肤发黄现象，即使出现，因为血液循环丰富，也会很快吸收、消退。中、老年人因为毛细血管弹性弱，密闭性弱，容易出现淤青或皮肤发黄现象，同时自身血液循环较缓慢，恢复时间相对延长。另外，气候变化也会影响祛眼袋术后淤青或皮肤发黄消退，夏天消退时间短，冬天消退时间延长。

127. 如何避免眼袋去除术后早期皮肤淤青？

眼袋去除术过程本身是一个创伤的过程，如果创伤部位邻近皮肤，如同身体部位受伤一样会出现皮肤淤青现象，祛眼袋术后早期部分人会出现下眼睑部位皮肤淤青。那么，如何避免祛眼袋术后早期出现下眼睑淤青现象呢？

祛眼袋术后早期皮肤淤青由多种因素造成，其中主要有两方面：一方面和接受手术人的体质有关；另一方面和手术操作过程有关。如果接受眼袋去除术的人自身凝血功能较差（如自身凝血机制障碍、正处于女性月经期等），而且皮肤薄而白皙的人，术后淤青较明显。淤青与手术操作过程中是否精细操作减少创伤，减少术中和术后出血也有重要关系。年轻人如果皮肤松弛不明显，选择手术创伤小的内路眼袋去除术，术后恢复快，淤青也较轻或不明显。如果选择外路眼袋去除术，手术部位贴近皮肤位置，创伤也较明显，术后皮肤淤青就比较明显。

皮肤淤青和皮肤表面温度的季节性气温变化有一定关系，冬季寒冷，皮肤血液循环差，产生术后皮肤淤青后不容易消退。春秋季节气温适宜，术后皮肤淤青减少容易消退，皮肤淤青现象也就不明显。同理，如果祛眼袋术后早期下眼睑部位冰敷时间过长，淤青就比较明显，较长时间不容易消退。

祛眼袋术后淤青通常出现在下眼睑的部位，部分人也可以出现在眼周围，包括上眼睑、鼻部和面颊区域，皮肤淤青范围也各不相同。皮肤淤青通常会随着术后的切口愈合而自然消退，每个人的体质不同消退时间也有长短，体质好的年轻人相对中、老年人消退要快，局部热敷可以促进皮肤淤青消退。

综上所述，祛眼袋手术后早期部分人会出现下眼皮部位皮肤淤青，淤青由多种因素造成，其中主要有两方面，一方面和接受手术人的体质有关，另一方面和手术操作过程有关。

128. 眼袋去除术后眼睛会不会变小？

内路眼袋去除术主要适宜于下眼睑部位以脂肪突出为主的年轻人，手术过程中只需在下眼睑内侧做小切口，对眶隔脂肪进行相应处理，眼袋内切术对眼睛下方的下眼睑上缘无影响，因此，不会改变眼睛大小。

外路眼袋去除术主要适宜于下眼睑松弛有皱纹的中、老年人，手术过程中切除部分松弛皮肤或肌肉，紧致皮肤和肌肉从而改善或消除下眼睑部位皱纹。对于中年人来说，下眼睑部位皮肤和肌肉稍松弛，无明显下垂，眼睑下方无露白现象，在眼袋外切术过程中也不影响下眼睑上缘位置，眼睛不会变小。对于老年人来说，下眼睑部位皮肤和肌肉明显松弛、下垂，下眼睑上缘呈弧线形，出现眼睛下方露白现象。在眼袋外切术时为了恢复年轻时下眼睑上缘接近眼球虹膜、矫正眼睛露白现象，需要将下眼睑上缘上提并紧致，因此眼睛外观变小，眼睛变小后更接近年轻时眼睛外形，让人显得更年轻。

综上所述，年轻人多选择内切眼袋方法，术后对眼睛大小外形不影响；对于中年人来说，虽然选择外切眼袋方法，术后眼睛大小也不受影响；对于老年人来说，因为老年性下眼皮下垂，外切眼袋手术过程中上提和紧致下眼皮，眼睛变小，恢复年轻时眼睛外形，让人显得更年轻。

129. 眼袋去除术后一段时间为什么要戴墨镜或防晒？

祛眼袋术后，为了能够顺利康复，减少风险，术后一段时间要戴墨镜防护或避免晒太阳，这是为什么呢？

祛眼袋术后早期1～2周，是眼睛切口愈合期，眼睛周围还存在较明显的肿胀，有怕光、流泪等不适。这时，要尽量让眼睛休息，避免强光线照射，刺激眼睛，所以要戴墨镜遮挡比较强烈的光线，让眼睛感到舒适，有利于恢复。同时，因为眼睛周围血液循环丰富，眼袋去除术本身对周围软组织是一种创伤，术后会出现淤青或皮肤发黄等现象，影响外观，此时佩戴墨镜可以起到掩饰作用，保护个人隐私。

祛眼袋术后需要恢复一段时间，才能适应正常生活，这段时间内仍然要对眼睛进行防护，有利于顺利康复，其中重要一项就是防晒。那么，祛眼袋术后，尤其是眼袋外切术后，为什么一定要防晒呢？这是因为外切眼袋有皮肤切口，同时对下眼睑部位的皮肤进行皮下分离手术操作，在医学上称为"皮瓣或肌皮瓣"。在皮瓣或肌皮瓣形成后一段时间，通常在半年内，应尽量避免紫外线照射，如果损伤部位皮肤接受紫外线照射后会出现皮肤色素沉着，这种色素沉着或色素斑形成后难以消除，影响祛眼袋术后效果。此时，如果佩戴墨镜或户外活动时戴遮阳帽、打遮阳伞等，可以有效保护眼睛周围皮肤，避免阳光中的紫外线照射，出现皮肤色素沉着。

综上所述，祛眼袋手术后一段时间内佩戴墨镜或防晒具有重要意义，早期可以避免眼睛怕光、流泪等不适，保护眼睛让眼睛充分休息，也可以起到掩饰眼睛周围的淤青和皮肤发黄，保护个人隐私，恢复中后期可以避免眼睛下方皮肤的色素沉着，影响祛眼袋术后效果，因此，祛眼袋手术后需要佩戴墨镜。

130. 眼袋去除术后多久可以戴隐形眼镜或者美瞳？

有些人平时习惯戴隐形眼镜或者美瞳，术前、术中和术后一段时间需要取出，那么在祛眼袋术后多久能够重新戴隐形眼镜或者美瞳呢？

眼袋去除术切口是下眼睑深层组织和外界分开的门槛，切口一面是外界正常环境，另一面是手术过程形成的损伤组织，切口部位是保护深层组织免受刺激和干扰的屏障。祛眼袋术后是下眼睑部位组织创伤恢复过程，在切口和深层受损伤组织未愈合前，组织抵抗力弱，受外界刺激和污染，可引起各种术后并发症，影响祛眼袋术后效果。因此，在切口和损伤组织未愈合，还没有恢复基本防御能力前，需要保护切口免受各种外界刺激和干扰，有利于术后切口快速顺利恢复。

眼袋内切术切口在下眼睑内侧，正常情况下，术后1周左右切口基本愈合，2周左右切口愈合较稳固，切口未稳固愈合前，需要避免各种外界刺激和干扰。

当人们佩戴隐形眼镜或者美瞳时，这些小物件与结膜切口紧密接触，如果没有得到充分消毒处理，其黏附的各种病原微生物会侵入切口乃至深层组织，引起并发症，妨碍损伤组织正常恢复。另外，小物件接触摩擦切口也会影响切口正常愈合，不利于术后快速顺利恢复。虽然术后2周左右下眼睑结膜切口愈合较稳固，在术后1个月内，愈合切口抵御外界各种刺激能力仍然较弱，缺乏正常组织防护能力。因此，眼袋内切术后2周内避免佩戴隐形眼镜或者美瞳，术后1个月佩戴为宜。

眼袋外切术和内切＋外切结合眼袋去除术也存在下眼睑外侧皮肤切口愈合和下眼睑深层组织损伤恢复过程，类似眼袋内切术，为了避免外界刺激对恢复影响，术后佩戴隐形眼镜或者美瞳时间可以参照此佩戴时间。

131. 眼袋去除术后如何逐渐恢复运动和锻炼？

祛眼袋术后恢复期分为不同阶段，包括早期、中期和后期，越是早期恢复阶段越要注意以休息为主，随着恢复期延长，逐步进行从低强度到高强度的运动和锻炼，恢复到术前运动和锻炼状态。人们日常生活中运动和锻炼形式各样，以最常见的行走和跑步运动和锻炼方式为例，介绍祛眼袋术后恢复期运动和锻炼强度逐渐增加过程。

（1）早期阶段：是切口愈合阶段，距离手术时间越近对切口正常愈合越重要，术后前3天需要安静休息，避免各种活动和运动，这段时间居家保持头高位休息为主，可以静卧、坐立或站立休息，或者在室内缓慢行走。术后3天到1周内稍增加活动量，仍然是室内行走为主，避免户外活动。术后1～2周可以适当户外活动，以缓慢和匀速行走为主，避免快速行走。

（2）中期阶段：是术后切口瘢痕增生反应变化较强烈阶段。术后2周到术后1个月可以参加户外活动，逐渐增加行走速度，到正常步行速度，接近1个月时可以适当快速行走。术后1个月可以快速行走，逐渐增加行走速度，随着恢复期延长，适当增加慢跑锻炼项目，术后接近3个月时可以逐渐由慢跑转换成快跑锻炼。

（3）后期阶段：切口瘢痕反应逐渐减弱，各种术后反应逐渐消失，直到形成相对稳定术后效果。术后3个月可以快速跑步，随着恢复期延长，逐渐增加跑步速度和强度乃至长跑项目，可适当进行剧烈运动和锻炼项目。术后6个月左右恢复期接近尾声，可以进行术前各种运动和锻炼，恢复术前生活状态。祛眼袋术后半年恢复期即将结束，由于每个人身体素质不同，恢复期长短不同，有些恢复期长的人，完全恢复可能需要1年以上时间，具体时间因人而异。

综上所述，祛眼袋术后未完全恢复前，人们日常活动中运动和锻炼需要循序渐进，有利于祛眼袋术后切口快速顺利康复，达到良好的术后效果。

132. 眼袋去除术后多久可以长时间乘车？

随着信息技术和交通工具的发展，越来越多的人们为了寻求优质的医疗技术资源，甚至往返数千公里路程接受眼袋去除术，那么，祛眼袋术后多久可以长时间乘车呢？

无论是眼袋内切术还是眼袋外切术后早期都有一个切口和深层创面愈合过程，也是一个局部创伤部位自我恢复过程，这一过程对术后效果和安全都很重要。祛眼袋术后切口部位愈合和面部其他清洁切口愈合过程类似，术后前3天手术部位肿胀越来越明显，组织比较脆弱，切口部位血管闭合不稳固，此时如果受各种内外因素刺激，可能造成切口出血、切口裂开等风险。

术后前3天是切口愈合脆弱时期，不适宜较长时间乘坐汽车、火车等交通工具，增加术后恢复风险。一方面，如果乘车远行，户外活动过多，运动剧烈，各种刺激因素使血压水平升高，增加切口出血风险；另一方面，如果出现切口出血等异常现象，不能及时寻求手术医生帮助和指导，及时正确处理各种切口愈合问题，影响切口正常愈合，难以达到理想术后效果。祛眼袋术后1周左右，切口基本达到愈合要求，可以进行有限户外活动，外切眼袋拆除切口缝合线，大大降低了切口愈合风险，此时可以较长时间乘车。

133. 眼袋去除术后多久可以坐飞机？

人们跨越远距离行程常选择乘坐飞机，能够节省时间，出行也较便利。那么，祛眼袋术后多久可以坐飞机呢？

在乘坐飞机过程中要经历一些陆地交通工具所没有的感受，包括身体功能状态的适应性变化。在飞机起降期间，身体周围大气压力骤变，可造成如耳膜两侧压力灵敏变化反应、短暂听力障碍等，这些变化对身体功能有重要影响。另外，长途旅行时，人们习惯携带各种行李，在乘坐飞机前后需要提拉、抬举和放置行李，这些都需要用力动作，与安静休息时比较，对身体功能有重要影响。

祛眼袋术后早期是切口愈合关键时期，下眼睑部位比较脆弱，需要保护，免受各种外界影响。祛眼袋术后2周左右，切口愈合较稳固，术后1个月左右，下眼睑愈合组织能够达到一定强度，保护组织免受外界一般强度损伤风险。因此，从乘坐飞机时身体功能变化考虑，为了祛眼袋术后切口能够快速顺利恢复，需要等到术后2周以上，切口愈合较稳固时乘坐飞机为宜。为了保险起见，术后1个月左右乘坐飞机更安全。

134. 眼袋去除术后多久可以做家务？

祛眼袋术后早期，需要安静休息，有利于切口快速顺利恢复。那么，祛眼袋术后多久做家务较安全呢？

在祛眼袋术后早期切口愈合阶段，如果过于频繁活动，尤其是低头、用力活动，可能会出现切口肿胀，甚至充血或出血等现象，影响术后正常恢复。

祛眼袋术后2周内是切口愈合的关键时期，需要安静休息，不宜从事室内打扫卫生等活动。在切口未愈合前，为了保持切口部位清洁、干燥，也不宜从事烹饪如炒菜等活动，使油烟等不洁空气颗粒污染切口，影响切口顺利愈合。人们需要等到祛眼袋术后2周左右，切口顺利愈合，才能从事有限的家务活动。术后1个月内避免从事劳力性和长时间低头姿势的家务活动，如长时间擦地板、用力提拉物品等。术后3个月内对从事家务活动强度和时间也有限制，3个月后可逐渐放开对家务活动的限制和要求。

135. 祛眼袋眶隔脂肪释放转移术后多久可以游泳？

对于习惯游泳锻炼身体的人，在接受眼袋眶隔脂肪释放转移术后多久可以恢复游泳锻炼呢？

在眶隔脂肪释放过程中，向下方转移眶隔脂肪需要固定，在早期主要依靠外科缝线缝合固定，后期依靠切口愈合瘢痕固定，避免脂肪回缩。切口愈合瘢痕需要一段时间成熟期，早期瘢痕抗牵拉力量弱，直到正常愈合3个月以后，瘢痕抗牵拉力量才能接近正常组织抗牵拉能力，释放下移的眶隔脂肪依靠愈合瘢痕组织粘连固定，维持术后效果。

游泳时通常都要戴泳镜保护眼睛，对下眼睑部位有重要作用。泳镜对下眼睑部位的作用主要有两方面：一是泳镜内侧面产生负压吸附作用；二是镜框对眼眶部位持续压迫作用，这两方面作用都会影响眶隔脂肪释放转移术后效果。

如果近期做过眶隔脂肪释放转移术，眶隔脂肪转移后瘢痕愈合尚未成熟，抵抗牵拉力量弱，戴泳镜会产生上述影响，导致眶隔脂肪回缩，重新出现眼袋和泪沟。因此，接受眶隔脂肪释放转移术的人，需要等到术后恢复3个月以上，切口愈合良好，效果相对稳定，有相当抵抗能力作用时，才能戴泳镜参与游泳活动。

136. 眼袋去除术恢复后期需要注意哪些方面？

为了保障手术效果，预防眼袋复发，眼袋去除术恢复后期需要注意哪些方面呢？

祛眼袋术后恢复过程分为早期切口愈合过程，中期瘢痕反应过程和后期塑型并趋于相对稳定的过程。在恢复后期开始阶段，依然延续了中期部分瘢痕反应，有些人因为个人体质不同，仍然有下眼睑发硬、偶有不适的瘢痕反应表现，因此，需要继续根据个人情况避免辛辣刺激饮食、剧烈运动、接触高温环境等。直到恢复后期，术后效果逐渐显现，皮肤和深层组织逐渐变软，接近术前皮肤质地，皮肤深层触摸发硬的感觉逐渐消失，无明显不适感觉。

眼袋去除术恢复后期主要从以下几个方面注意面部防护：①需要注意面部防晒，户外活动尽量戴帽、撑伞或面部涂抹防晒霜，避免紫外线照射。其目的是一方面避免面部尤其是预防术后下眼睑部位皮肤色素沉着，另一方面可以缓解面部皮肤老化，避免早期出现皮肤皱纹，预防眼袋复发。②祛眼袋术后效果只能维持一段时间，随着人们年龄增长，面部软组织仍然不断老化，眼袋还会再次出现，其形成原理同初次眼袋形成原理类似，因此眼袋手术恢复后期也是预防眼袋再次形成时期。首先要改变加速眼袋形成的生活习惯，包括长期熬夜、生活不规律等，要保持良好的身心健康状态等。③眼袋手术恢复后期也需要采用一些有效的预防眼袋复发措施，包括使用眼霜和眼袋贴、眼周局部按摩、中医药治疗等，可以巩固手术效果。

综上所述，眼袋去除术有一段时间恢复过程，不同阶段有不同的恢复特点，在眼袋去除术恢复后期主要是注意面部防护，巩固手术成果和预防眼袋复发。

137. 如何正确评价眼袋去除术效果？

由于人们对眼袋去除术没有统一的认识，无法明确判断自己术后效果，那么到底如何评价手术效果呢？

眼袋去除术和其他美容整形手术一样，有一段时间恢复期，在术后早期都会有肿胀、不自然现象，无法判断手术效果，因此，只有完全恢复后才能正确判断。通常祛眼袋术后半年左右基本恢复，少数人需要1年以上才能完全恢复，此时才能正确判断手术效果。眼袋去除术恢复期及完全恢复后，良好的术后效果通常包括以下几个方面。

（1）祛眼袋术后早期和中期：手术过程较顺利，术后没有明显不适，没有较严重的并发症。祛眼袋术后早期有不同程度的肿胀、疼痛、流泪等不适，这种不适在术后3天逐渐减轻和消失；术后一段时间还会伴有手术部位发硬或偶有刺痛等不适，这些症状都会随着恢复时间延长自然消失，属于轻微并发症。手术较严重的并发症是指恢复一段时间后无法自行消失，需要再次手术干预或严重影响面部容貌和正常生活的并发症，如局部难以消退的较大血肿、难以恢复的下睑外翻等。

（2）祛眼袋术后完全恢复：下眼睑部位光滑平整，切除眼袋脂肪量适中，没有脂肪切除过多形成的明显凹陷或者切除脂肪量不足形成眼袋残留后的局部明显隆起；术前下眼睑部位皱纹较多较深，术后下眼睑皱纹消除或较术前有明显减少；下眼睑较术前有所紧致，改善术前下眼睑松弛及眼睛下方露白现象；术前泪沟较明显，术后泪沟消失或较术前有明显改善；术后两侧下眼睑外形存在差异，适当距离远观差异不明显。正常人都会存在两侧眼睛上、下眼睑不对称现象，祛眼袋术后也不可能达到两侧下眼睑完全对称效果，所以要客观和正确地看待两侧下眼睑外形差异，只要差异不明显就可以认为手术效果良好。

综上所述，人们只有正确认识手术风险，了解手术恢复时间，客观并正确地评价手术效果，才能提高自己对眼袋去除术的满意度，树立生活自信心。

138. 眼袋去除术后效果能维持多久？

在接受眼袋去除术前，有些人会问："祛眼袋术后就不会再有眼袋了吗？眼袋去除术效果能维持多久呢？"

祛眼袋手术是根据下眼睑老化机制，有针对性地纠正下眼睑老化状态，成功的祛眼袋手术可使下眼睑变得平整、光滑，恢复类似年轻人的下眼睑外形，因而眼袋去除术是面部年轻化的重要组成部分。虽然祛眼袋术后外观年轻了，但是随着人们年龄增长，这种老化进程继续存在，老化过程不断加速，面部老化现象也越来越明显。因此，还会有新的眼袋出现，那么一次祛眼袋术后效果就有维持年限问题。通过临床观察发现，一次祛眼袋术后年轻化效果通常维持5～10年，其后眼袋还会再次出现。因为个人体质、生活习惯等因素会改变眼袋形成进程，所以眼袋再次出现时间也不同，部分人可能不到5年就会出现眼袋，部分人手术效果维持时间会超过10年，每个人具体时间有差异。

综上所述，祛眼袋手术效果不是一劳永逸的，一次祛眼袋手术后年轻化效果通常维持5～10年，具体时间因人而异。

139. 眼袋去除术后维持效果时间长短与哪些因素相关？

不同人祛眼袋术后维持效果时间不同，有些人维持时间长，长达数十年之久；有些人维持时间短，只有3年左右，时间相差显著。那么，祛眼袋术后维持效果时间长短与哪些因素相关呢？

（1）年龄因素：年轻人祛眼袋术后维持效果时间长，有些年轻人维持时间超过20年。相比较而言，中、老年人祛眼袋术后维持效果时间短，年龄越大，维持效果时间越短，这主要与不同年龄阶段身体代谢速度有关。

（2）生活习惯：祛眼袋术后维持效果时间与生活习惯相关，有以下两种生活习惯的人，眼袋容易复发，术后维持效果时间短。一是习惯熬夜和疲劳的人；二是习惯长时间保持低头姿势的人。因此，日常生活习惯对于祛眼袋术后维持效果时间长短有重要影响。

（3）生活环境：人们工作和居住环境对祛眼袋术后维持效果时间也有影响。长期从事户外活动，接受阳光紫外线照射的人，面部皮肤等软组织老化速度加快，眼袋容易复发，术后维持效果时间短。生活在高温环境相对于低温环境的人来说，身体代谢率加速，面部老化速度加快，眼袋容易复发，术后维持效果时间短。

（4）健康状态：身体健康状态对于祛眼袋术后维持效果时间也有影响。身体健康状态良好的人，生活规律，祛眼袋术后维持效果时间长；相反，身体健康状态欠佳，如患有慢性肾病、慢性肝病的人，祛眼袋术后维持效果时间短。

（5）其他因素：其他影响因素包括个人体质、工作状态、个人喜好等，对祛眼袋术后维持效果时间长短也有不同程度的影响。

综上所述，不同人祛眼袋术后维持效果时间不同，主要与上述影响因素相关，人们可以根据自身情况，适当调整生活状态，延缓眼袋复发。

140. 眼袋去除术后为何还会出现眼袋？

人们希望通过眼袋去除术改善或消除眼袋，让自己显得年轻，在决定做手术时，有些人会问："做了眼袋去除术是不是一劳永逸，以后就不再出现眼袋了？"

眼袋去除术过程是针对眼袋形成的根本原因，根据眼袋具体表现，选择适宜的手术方式，对松弛、下垂的脂肪、皮肤、肌肉等软组织进行相应处理，达到祛眼袋术后面部年轻化效果。虽然祛眼袋术后效果立竿见影，能够恢复下眼睑部位软组织紧致状态，改善或消除眼袋，但是祛眼袋术后效果只能维持一段时间，随着人们年龄增长，眼袋形成过程还会继续，而且年龄越大，越加速面部老化过程。做了眼袋去除术能让自己显得更年轻，但是眼袋去除术不是一劳永逸的，当新眼袋形成后，可以通过再次手术，改善或消除眼袋，实现再次面部年轻化效果。

综上所述，眼袋去除术不是一劳永逸的，祛眼袋术后效果维持一段时间后，随着人们年龄增长，还会有新眼袋形成。

141. 眼袋去除术后多久修复较好？

祛眼袋术后早期都会有一些不自然现象，经过一段时间恢复后，大多能达到理想的术后效果。完全恢复后，少数人难免会出现术后效果欠佳，需要再次修复。那么，祛眼袋术后多久修复较好？

眼袋去除术会对下眼睑部位软组织形成创伤，需要一段时间自我修复，才能良好恢复，如同身体其他部位损伤修复过程一样。其中，创伤修复也是瘢痕形成过程，不光是看得见的皮肤切口瘢痕，还有皮肤下面深层组织修复过程的瘢痕形成，瘢痕是软组织愈合过程重要环节。创伤愈合过程的瘢痕形成要经历几个阶段，包括细部聚集、胶原形成瘢痕增生、塑形、稳定期等，这个完整过程至少经历6个月左右，而且受个人体质、环境等因素影响，相互有差异，时间久者达数年才会完全稳定。在愈合期间，因为众多变数存在，外观形态也会发生变化，只有处于稳定期时才能确定最终术后效果。

对于因为恢复过程中出现的外形欠佳需要等到术后至少6个月再考虑是否需要修复，如果确定需要修复，因为个体恢复期差异，通常恢复1年后修复为宜。当然，排除了恢复过程出现的外形欠佳，如果出现影响眼睛功能和较严重

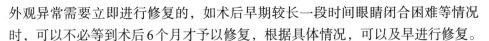

外观异常需要立即进行修复的，如术后早期较长一段时间眼睛闭合困难等情况时，可以不必等到术后6个月才予以修复，根据具体情况，可以及早进行修复。

综上所述，祛眼袋术后通常1年恢复良好时，再考虑是否需要修复及如何修复为宜，特殊情况需要保护眼睛和矫正明显外观异常时可不受此时间限制，根据具体情况确定手术修复时间。

第四节　眼袋去除术方法

一、眼袋内切术

142. 什么是眼袋内切术？眼袋内切术适宜哪些人？

眼袋内切术是传统的眼袋去除术方法之一，手术过程是从下眼睑内侧的结膜做一小切口，经小切口将膨出的眼袋脂肪适量切除，结膜小切口可以缝合，也可以不缝合，即可达到祛眼袋效果。眼袋内切术切除脂肪量的多少是手术成功的关键，切除过多可致下眼睑凹陷，切除过少则造成眼袋残留，均影响术后效果。

眼袋内切术的优点是无皮肤切口，外观无切口痕迹，因此，也称无痕祛眼袋。眼袋内切术如果小切口不缝合则无须拆线，术后恢复快，并且无眼睑外翻、睑裂闭合不全等风险，手术安全性高。眼袋内切术常用于眼袋脂肪较多、皮肤松弛不明显的年轻人，只切除多余脂肪，不切除皮肤。因原来膨隆扩张的皮肤有足够弹性，术后弹性回缩，下眼睑可重新调整为平整、光滑的表面状态，达到祛除眼袋良好效果。

眼袋内切术主要适宜于年轻人眼袋类型，年轻人下眼睑紧致，皮肤弹性好，切除部分眼袋脂肪后，皮肤和肌肉弹性回缩。该手术不适宜于下眼睑皮肤明显松弛、缺乏皮肤弹性的中、老年人眼袋类型。

综上所述，眼袋内切术是选择下眼睑内侧做结膜切口的一种手术方式，主要适宜于年轻人眼袋类型。

143. 眼袋内切术是否有年龄下限？

有些年轻人，甚至年龄还不到20岁，就有较明显的眼袋，显得苍老和疲倦，影响精神面貌。年轻人眼袋形成和多种影响因素有关，包括家族遗传、习惯熬夜、工作劳累和长期处于户外日晒环境等。年轻人眼袋表现为下眼睑中央和下方部位，呈现软性丘壑样隆起，其内部结构是眶隔脂肪膨出。年轻人眼袋特点是没有明显下眼睑部位皮肤松弛和皱纹，以此区别于中、老年人眼袋特点。

年轻人选择眼袋内切术主要与眼袋特点有关，年龄因素对于如何选择手术方法影响较小。从眼袋形成机制来看，眼袋并不是天生就有，是后天随着年龄增长而出现的现象，年龄因素对于眼袋形成虽有影响，但这种影响对于中、老年人眼袋形成更明显。对于年轻人眼袋类型，年龄因素只是术前参考因素之一，比如，年龄小于18周岁，尚在生长和发育阶段，轻度眼袋可以通过改变生活习惯等改善或者延缓眼袋形成，以保守治疗为主，成年后可以选择眼袋内切术。

综上所述，对于眼袋明显的年轻人，成年后虽然年龄较轻也可以选择眼袋内切术，没有具体年龄要求。

144. 眼袋内切术是否有年龄上限？

人体随着生长和发育，到青年时期发育成熟，以前的高合成生长阶段逐渐变缓，组织器官合成和分解代谢达到平衡，随之逐渐步入中年以后，人体代谢发生变化，分解代谢高于合成代谢，转变为组织器官逐渐退化，我们称之为老化。中年以后，分解代谢高于合成代谢，下眼睑部位的各层组织结构逐渐变薄，一些组织成分逐渐流失，其中皮肤内的一种称为"弹性纤维"的成分同样逐渐减少。这种弹性纤维类似我们日常生活中使用的"皮筋"，具有弹性回缩功能，如果弹性纤维变少，皮肤就缺乏弹性回缩功能，变得松弛、下垂。因此，中、老年人随着年龄增长，皮肤弹性纤维流失越多，皮肤弹性越差。

眼袋内切术的重要基础是切除部分眶隔脂肪后，位于脂肪浅层的皮肤、肌肉能够弹性回缩，重新贴服到眶隔脂肪前面，形成下睑由隆起变成浅凹的自然外观，恢复年轻态，只要下眼睑皮肤肌肉弹性良好，就具备眼袋内切术的条件和指征。不同年龄的人，下眼睑皮肤弹性不同，相同年龄的人，下睑皮肤弹性也不同，具有个体差异性。因此，年龄不是选择眼袋内切术的主要指征，只是参考因素，总体情况是，老年人皮肤弹性差，一般不适宜眼袋内切术。

综上所述，通常皮肤弹性良好的年轻人，部分保持良好皮肤弹性的中年人，都可以考虑眼袋内切术，皮肤弹性差的老年人则不适宜眼袋内切术。

145. 年轻人选择眼袋内切术是否过时？

对于年轻人眼袋类型，传统的祛眼袋方法是眼袋内切术。近年来，对于部分年轻人眼袋类型，有人选择内路眶隔脂肪释放转移术，那么，年轻人选择眼袋内切术是否过时呢？

眼袋内切术是内路祛眼袋方法的早期形式，在过去一直适宜于年轻人眼袋类型，具有很好的祛眼袋效果。眼袋内切术技术成熟，手术过程简易，手术创伤小，手术风险小，术后恢复快，祛眼袋效果肯定，术后显得有朝气，深受年轻人欢迎。

内路眶隔脂肪释放转移术是近年来发展的一种内路祛眼袋方法，是从内切眼袋方法演变而来的。内路眶隔脂肪释放转移术过程中将部分眼袋脂肪保留，充分释放后下移，用来填充眼袋下方泪沟凹陷，因此，适宜于有眼袋伴有明显泪沟的人。从内路眶隔脂肪释放转移术过程来看，其手术操作明显较眼袋内切术复杂，手术难度增加，也增加了对眼袋下方软组织的创伤，术后肿胀较眼袋内切术明显，恢复期延长。另外，因为增加了手术内容，也相应增加了手术风险。

内路眶隔脂肪释放转移术形成之前，年轻人眼袋类型单纯选择眼袋内切术也有较好的改善泪沟效果。泪沟形成的重要因素之一是眼袋形成，消除了眼袋也就改善了泪沟，只是对某些泪沟明显的人消除泪沟效果没有内路眶隔脂肪释放转移术更彻底。

综上所述，对于眼袋明显但泪沟不是很明显的人仍然可以选择眼袋内切术，较内路眶隔脂肪转移术有手术简易、肿胀轻、风险小等优点。如果适应证合适，眼袋内切术并不过时。

146. 眼袋内切术为何看不到瘢痕？

对于希望术后快速恢复，不影响正常工作，而且不希望别人看出手术痕迹的年轻人来说，眼袋内切术是很好的方法。

只要是手术切口和手术操作的部位都不可避免会出现瘢痕，瘢痕是切口和创面愈合的必然过程。眼袋内切术的切口选择在下眼睑结膜侧，隐藏在眼裂内，此处黏膜血供丰富很容易愈合，愈合后瘢痕不明显，所以在皮肤上见不到瘢痕。在手术恢复早期，皮肤深面的瘢痕会收缩、增生，触摸下眼睑有发硬和疼痛感，这些都是瘢痕的早期反应，随着时间延长会逐渐改善。瘢痕的自然成熟过程在1年左右，具体会因人而异。

综上所述，虽然眼袋内切术后看不到瘢痕，但是瘢痕依然是存在的，只是外观看不见而已。

147. 什么是无痕祛眼袋？

无痕祛眼袋实际就是外观看不到手术治疗痕迹的祛眼袋方法。

内路祛眼袋方法是从眼睑结膜做切口，黏膜切开方法可以有多种，包括传统切开、激光、超声、射频、水刀等方法，其实质都是对下眼睑黏膜切开，然后对眶隔脂肪做部分切除处理，达到消除眼袋的目的。内路祛眼袋过程中，将下眼睑牵拉开，从下眼睑内侧面黏膜做长约1cm切口，经过小切口对下眼睑深层脂肪进行处理，手术完成后恢复下眼睑正常位置，黏膜切口就隐藏在下眼睑内侧，从外面看不到手术切口痕迹。目前，内路祛眼袋对于眼袋脂肪处理有两种方式：一种是传统的眼袋内切术，就是单纯地将部分眼袋脂肪切除方法；另一种是内路眶隔脂肪释放转移术，就是将眼袋脂肪部分或全部保留后释放下移，填充泪沟凹陷，增强眼袋去除术效果。

综上所述，内路祛眼袋方法切口隐藏在眼睑内侧面，因为从外观皮肤看不到手术切口痕迹，所以被称为"无痕祛眼袋"。

148. 无痕祛眼袋是否真的没有痕迹？瘢痕会有何影响？

无痕祛眼袋对有眼袋的年轻人来说，术后让人感到年轻有活力，有很大吸引力，那么无痕祛眼袋真的没有痕迹吗？

无痕祛眼袋实质是医学上通常所指的下睑结膜入路眼袋切除术，也称眼袋内切术，是将手术切口选择在下眼睑深面，术后下眼睑皮肤表面看不到切口瘢痕。无痕祛眼袋就是巧妙地将切口隐藏在外观看不到的地方，在切口愈合的过程和手术操作部位实际上也会形成瘢痕，只是瘢痕从外表看不到而已。下眼睑深面的瘢痕同样会有瘢痕形成和成熟的过程，在这过程中同样会经历不同阶段的瘢痕反应，如早期瘢痕变硬，受刺激时偶有痛痒不适等。

下眼睑深面的瘢痕对眼袋术后早期恢复和再次手术有影响。无痕祛眼袋术后早期要避免各种刺激瘢痕反应的行为，如避免辛辣刺激饮食，接触高温环境如蒸桑拿、泡温泉等。眼袋是改善性手术，眼袋术后效果维持5～10年，随着年龄增长，受生活习惯和生活环境影响，眼袋还会再次出现。对于再次出现的眼袋仍然可以再次手术改善，因为初次祛眼袋术后瘢痕的影响，下眼睑深面瘢痕组织层次紊乱，再次手术难度较初次手术难度增加。

综上所述，无痕祛眼袋对年轻人来说是很好的去除眼袋方法之一，外观看不到切口瘢痕，虽然如此，无痕祛眼袋实质是巧妙地将手术瘢痕隐藏到外观看不到的地方，下眼睑深面的瘢痕仍然存在，对眼袋术后早期恢复和后期再次眼袋手术有影响，再次手术难度增加。

149. 曾经患沙眼还能做眼袋内切术吗?

对于年轻人眼袋类型，在选择做眼袋内切术时，部分人曾经有沙眼，这时还能做眼袋内切术吗?

沙眼是沙眼结膜炎的简称，由沙眼衣原体引起的结膜炎症，这种结膜炎症具有传染性，不同人群可以通过共用毛巾等相互传染。因此，在某些习惯共用毛巾的家庭中或共同生活群体中并不罕见。沙眼分为急性期和慢性期，急性期表现为眼睛易流泪，尤其有迎风流泪的典型表现，偶有结膜红肿、痛痒等不适表现，检查时可见结膜充血发红。在慢性期，也就是急性期得到治疗控制或缓解后的结膜炎时期，可以没有急性期的各种不适表现，但是受到用眼劳累等刺激时，慢性期可以转化为急性期，出现急性期各种不适表现。沙眼慢性期的特征性表现为眼皮结膜面有细小颗粒样隆起，颗粒分布在眼皮内侧面，尤其是下眼睑内侧面，翻开下眼睑时可见这些散在分布的小颗粒。

当某些有眼袋的年轻人曾经有沙眼时，是否可以做眼袋内切术呢? 这主要看沙眼是处于急性期还是慢性期。当沙眼处于急性期时，不适宜做眼袋内切术，需要在眼科对沙眼结膜炎进行规范治疗，急性期转化成慢性期，没有急性期沙眼的各种眼睛不适表现，结膜无充血、发红时才能做眼袋内切术。处于沙眼慢性期的人，如果选择做眼袋内切术，术后要在结膜涂抹对沙眼有针对性治疗作用的红霉素眼膏，保护结膜切口，使小切口快速顺利愈合，避免受沙眼影响。

综上所述，当沙眼处于急性期时，不适宜做眼袋内切术，急性期转化成慢性期时，可以接受眼袋内切术。

150. 什么是下眼睑外翻？为什么眼袋内切术不会引起眼睑外翻？

下眼睑外翻不仅影响外观，也因为眼睛闭合困难，引起眼睛不适。所以有些选择做眼袋去除术的人会担心，眼袋内切术会不会引起下眼睑外翻呢？

因为上眼睑外翻较少见，这里眼睑外翻通常是指下眼睑外翻。下眼睑是保护和支撑眼球的重要结构之一，有多层组织机构共同组成，其中包括皮肤、肌肉、睑板、筋膜支持带等。下眼睑的支撑力量处于一种动态平衡，当这种平衡被破坏时，就会出现下眼睑外翻或退缩等异常形态。

有多种因素可以形成下眼睑外翻，其中主要是生理性因素和外伤性因素。生理性因素主要是指老年人，因为人到中年以后随着年龄增长逐渐出现各种组织退化，在面部表现为面部老化现象，其中下眼睑部位也会出现相应变化，体现在下眼睑支撑力量减弱，部分人有下眼睑外翻现象。下眼睑外翻外伤性因素包括某些眼袋去除术过程中，过度切除皮肤和肌肉，影响下眼睑部位支撑力量时，可能会出现下眼睑外翻现象。

眼袋内切术是通过在下眼睑内侧的结膜做小切口，将膨出的眶隔脂肪适量切除，从而使下眼睑变得光滑、平整，改善外观。眼袋内切术过程中，通常对下眼睑的支撑结构损伤轻微，也不会造成下眼睑支撑组织的缺损，因此对眼袋的支撑作用没有影响，不会引起下眼睑外翻。

151. 何谓瘢痕体质？瘢痕体质对眼袋内切术有影响吗？

有些人平时受伤后有较明显的皮肤瘢痕，考虑自己是瘢痕体质，这对于内切眼袋内切术有影响吗？

瘢痕体质通俗地说就是皮肤受伤后，切口愈合部位瘢痕较明显，瘢痕长达数年或数十年处于不稳定状态，缓慢生长突出皮肤表面，颜色暗红或紫红，时有痛痒表现。瘢痕体质主要由遗传因素决定，多见于皮肤色素深的人，黑色人种瘢痕体质常见，白色人种瘢痕体质罕见，介于两者之间的棕色、黄色人种和皮肤色素深度有重要关系。如果皮肤颜色深则瘢痕体质倾向性大；反之，皮肤色素浅则有偏离瘢痕体质倾向。另外，瘢痕表现和身体部位是否好发瘢痕有关，不管肤色深浅，在身体某些部位，如胸部、肩膀、后背、四肢关节活动部位是皮肤瘢痕好发和瘢痕明显部位，而眼睛周围皮肤、黏膜部位瘢痕多不明显，这与不同部位皮肤厚度和皮肤张力有关。

对于黄色人种来说，如果皮肤白皙，往往偏离瘢痕体质倾向，不容易出现皮肤瘢痕现象，而且下眼睑黏膜位置不是瘢痕明显部位，因此，对于年轻人来说，除了少数特异性瘢痕体质人外，选择眼袋内切术后无明显瘢痕，外观更看不到瘢痕。

综上所述，因为黏膜部位不是瘢痕好发部位，所以眼袋内切术后瘢痕不明显，外观更看不到瘢痕。

152. 眼袋内切术后下眼睑是否会松弛和下垂？

针对年轻人眼袋类型选择眼袋内切术时，有些人会问："眼袋内切术后下眼睑是否会松弛和下垂？"

在回答这个问题前，我们先熟悉下眼睑部位皮肤结构。下眼睑部位皮肤属于人体皮肤一部分，皮肤结构分为浅层表皮和深层真皮，表皮层薄，真皮层厚。皮肤真皮层又分为乳头层和网状层，是皮肤主要结构成分。皮肤真皮层内含丰富的胶原纤维和弹性纤维，这些纤维交织在一起，如同布料中交织的丝线一样。在人们发育成熟后皮肤真皮层厚度达到顶峰，内含的胶原纤维和弹性纤维数量与质量都达到顶点，皮肤厚且富有弹性，如同新出产的皮筋。人们在中年时期皮肤真皮内胶原纤维和弹性纤维含量相对稳定，合成和分解处于相对平衡状态，中年以后真皮内胶原纤维和弹性纤维逐渐被分解，数量减少，质量降低，弹性减弱，如同长期使用后疲软的皮筋，缺乏弹性。下眼睑皮肤深面的肌肉也有类似皮肤一样随年龄增长出现的弹性由强到弱的变化。

年轻人眼袋类型选择眼袋内切术时，眶隔脂肪容积减少或者被转移位置，下眼睑部位显得空虚，眶隔脂肪前面的皮肤和肌肉弹性回缩，如同被拉伸皮筋弹性回缩，因此不会出现皮肤松弛和下垂现象。相反，中、老年人皮肤薄，皮肤弹性弱，需要选择眼袋外切术切除部分松弛的皮肤，如果选择眼袋内切术则有可能出现皮肤松弛和下垂现象。

另外，年轻人眼袋类型选择眼袋内切术时，下眼睑部位皮肤形态变化类似凸面镜向凹面镜模型转变。眼袋内切术前，下眼睑部位眼袋脂肪隆起，下眼睑表面呈凸面镜模型，祛眼袋术后下眼睑部位自然凹陷，皮肤表面出现凹面镜模型，虽然出现皮肤形态变化，但是皮肤表面积未出现显著变化，这也是年轻人眼袋内切术后皮肤没有出现松弛、下垂和皱纹的重要原因之一。

综上所述，年轻人皮肤厚、弹性好，祛眼袋术后不会有皮肤松弛和下垂现象，而中、老年人眼袋类型选择眼袋内切术则不然。

153. 眼袋内切术对卧蚕有影响吗？

很多年轻人希望拥有卧蚕（眼台），可以始终保持微笑面容，让人感到亲切和有朝气，那么有些人会问："眼袋内切术会不会影响卧蚕呢？"

眼袋内切术是常见的眼袋切除方法，主要适宜于下眼睑中下部位以脂肪隆起表现为主的眼袋类型，这种情况多见于年轻人，往往有家族遗传史。眼袋内切术是切除下眼睑下方部分膨出的脂肪，改善下眼睑皮肤表面外观隆起的形态，使下眼睑变得光滑，略显凹陷，因而显得年轻。眼袋内切术操作均在下眼睑的下方深面，主要对眼袋脂肪进行处理，切除部分眼袋脂肪，对于下眼睑部位肌肉没有损伤，因此不会损伤眼台结构。内切眼袋同时因为眼台下方隆起减轻或消失，卧蚕下方形成自然凹陷后，使得卧蚕下方组织结构形成体积差别，上方隆起显得更明显，这也使卧蚕变得更明显。

154. 眼袋内切术会出现眼睛露白现象吗？

眼睛露白现象主要分为眼球上方和下方巩膜部分过分外露，这里主要是指眼球下方露白现象。眼袋外切术中如果切除皮肤过多、眶隔脂肪释放过程中牵拉眶隔筋膜过度可能会引起下眼睑上缘下移出现眼睛下方露白现象。眼袋内切术会不会也有眼睛露白风险呢？眼袋内切术过程中切除的是部分膨出的眶隔脂肪，不切除皮肤，也不紧致眶隔筋膜。因此，没有引起下眼睑上缘下移的因素，通常不会引起眼睛下方露白现象。在眼袋内切术后早期由于肿胀或瘢痕粘连对下眼睑有轻微的牵拉作用，随着恢复期延长，逐渐消肿，偶尔需要局部按摩来缓解术后早期瘢痕反应，等到这些影响因素逐渐消失，通常不会引起眼睛下方露白现象。

综上所述，虽然眼袋内切术后早期由于肿胀和瘢痕反应，可能会有轻微下眼睑下移现象，随着恢复期延长，这些影响因素逐渐消失，通常不会引起眼睛下方露白现象。

155. 什么是"黑眼圈"？眼袋内切术为什么能够改善"黑眼圈"？

目前，缺乏根本性消除"黑眼圈"的方法，而眼袋内切术对改善"黑眼圈"有良好的效果，那么，眼袋内切术为什么能够改善"黑眼圈"呢？

"黑眼圈"主要是指下眼睑部位外观颜色灰暗，颜色深，类似熊猫眼周外观，俗称"熊猫眼"。目前，形成"黑眼圈"的机制仍然不是很清楚，但是有以下几个重要因素：一是下眼睑部位深层静脉迁曲扩张，血液循环瘀滞、缓慢，暗紫色的静脉血在皮肤表面显示眼睑颜色深暗；二是因为自身组织结构特点，下眼睑皮肤和肌肉薄，皮肤颜色浅，彰显深层暗紫色静脉循环，眼袋形成后，膨出的脂肪进一步挤压和扩张浅层皮肤和肌肉，使这两层结构变得更加菲薄，加深"黑眼圈"；三是因为眼袋形成，隆起的眼袋对光线的遮挡，形成眼袋下方暗影，加重"黑眼圈"表现。由此可以看出，"黑眼圈"的形成除了自身组织结构特点外，眼袋是其加重表现的重要因素。

眼袋内切术时可以切除深层部分迂曲扩张的静脉血管，减轻或消除膨出脂肪对皮肤和肌肉的压迫，使皮肤和肌肉弹性回缩，因而增厚皮肤和肌肉，减弱其透亮性；同时减轻或消除眼袋隆起引起的暗影。

156. 眼袋内切术为何能够改善或消除泪沟？

有眼袋表现的人，眼袋下方通常会有不同程度的泪沟，眼袋和泪沟让人显得疲倦和苍老。眼袋内切术沿用已久，手术过程相对简单，技术成熟。有人会问："如果选择单纯眼袋内切术是否也能够改善或消除泪沟呢？"

泪沟形成的因素主要包括眼袋形成、面部中部软组织的萎缩、松弛和下垂等，其中眼袋形成与泪沟形成相辅相成，有眼袋同时多伴有不同程度的泪沟表现。眼袋主要表现为脂肪膨出隆起，形同山丘，那么，泪沟就好比山丘下方的沟壑，如果山丘不存在了，沟壑也就随之消失。

从眼袋和泪沟之间的简单关系来看，眼袋脂肪隆起是泪沟形成的主要影响因素之一，眼袋内切术切除适量眼袋脂肪后，也就消除了眼袋对于泪沟形成的重要影响，因此，能够从很大程度上改善或消除泪沟。

对于年轻人眼袋和泪沟表现，年轻人面部软组织饱满，还没有明显的软组织萎缩和下垂现象，如果切除眼袋脂肪，就有很好的改善或消除泪沟效果。对于中、老年人眼袋和泪沟表现，中、老年人随着年龄增长，面部软组织萎缩、松弛和下垂现象越来越明显，由于眶隔韧带的阻隔作用，眼袋下方凹陷也越来越深，泪沟越来越明显，此时选择眼袋内切术可以改善泪沟，但是难以完全消除泪沟，如果结合眶隔脂肪释放转移术，将部分眼袋脂肪释放下移填充泪沟部位凹陷，消除泪沟效果会更好。

综上所述，从眼袋和泪沟之间的简单关系来看，眼袋脂肪隆起是泪沟形成的主要影响因素之一，眼袋内切术切除适量眼袋脂肪后，也就消除了眼袋对于泪沟形成的重要影响。对于不同年龄段眼袋类型特征不同，眼袋内切术对消除泪沟的效果稍有区别，对于年轻人消除泪沟效果较好，对于中、老年人消除泪沟效果稍逊。

157. 眼袋内切术后是否只能选择眼袋外切术？

眼袋内切术后数年，随着年龄增长，还会逐渐出现眼袋，此时如果再次祛眼袋，是否只能选择眼袋外切术呢？

年轻人虽然经过眼袋内切术，但是手术效果不是一劳永逸的，随着年龄增长，眼袋形成因素依然存在，而且到了中年以后，面部老化现象逐渐变得明显，这也加速了眼袋形成。对于新形成的眼袋，可以选择再次眼袋去除术，恢复下眼睑部位年轻化外观。再次祛眼袋时，祛眼袋方法要根据眼袋类型和特点选择，如果眼袋仍然以脂肪脱垂为主要表现时，可以选择眼袋内切术；相反，如果眼袋以皮肤松弛、皱纹增多为主要表现时，则需要选择眼袋外切术，同时紧致皮肤和肌肉，改善或消除皮肤皱纹。

初次完成眼袋内切术后，手术创伤部位愈合后形成局部瘢痕，这些瘢痕粘连使组织层次变得紊乱，再次手术变得复杂。内切眼袋手术选择下眼睑内侧做小切口，手术视野相对小，曾经做过眼袋内切术，如果再次选择眼袋内切术，手术难度增加。与之不同的是，眼袋内切术后如果选择外切眼袋方法，此时做皮肤切口能够充分分离和显露手术部位，手术视野清晰，使手术操作变得相对容易，提高手术效果。

综上所述，眼袋内切术后数年，再次出现眼袋时，祛眼袋方法要根据眼袋类型和特点选择内切术或外切术，其中眼袋外切术让手术操作变得相对容易，提高手术效果。

158. 眼袋内切术有哪些关键环节？

眼袋内切术对于年轻人眼袋类型有很好的祛眼袋效果，那么，眼袋内切术有哪些关键环节呢？

（1）术前标记：眼袋内切术虽然手术过程简易，术前标记还是很重要的，需要标记眼袋范围，对手术过程中切除脂肪位置和脂肪量有重要参考价值。

（2）局部麻醉：内切眼袋方法选择局部麻醉，麻醉范围包括下眼睑深层眼袋脂肪所在的眼轮匝肌后间隙和下眼睑内侧结膜切口位置，通常注射2～3针就可以完成一侧下眼睑手术部位的局部麻醉。

（3）切开分离：在下眼睑内侧做下结膜切口，然后经小切口分离到眼轮匝肌后间隙，在牵拉作用帮助下，充分显露标记眼袋范围的眶隔脂肪。

（4）脂肪切除：不同年轻人眼袋类型不同，膨出眼袋脂肪量和范围也不同，根据术前标记的眼袋脂肪范围，逐次切除适量眼袋脂肪。常见的眼袋脂肪切除是切除内侧和中央部分脂肪，有些人还要适量切除少量的外侧脂肪。适量切除脂肪是眼袋内切术成功的关键，既不能过多切除脂肪，也不能残留脂肪，前者导致术后难以矫正的下眼睑凹陷，后者导致眼袋残留影响术后效果。因此，手术过程中准确把握切除脂肪量，适中切除脂肪量很关键。在切除脂肪后对于手术范围内创面要彻底止血，保障手术安全和术后效果。

（5）效果检验：完成上述内切眼袋各个环节后，在手术结束前要检验手术效果。术后下眼睑部位光滑、平整，既没有凹陷，也没有明显眼袋残留，保障术后良好效果。

159. 眼袋内切术过程中为何要闭眼凝视？

在眼袋内切术过程中，要求受术者始终保持闭眼凝视状态，这是为何呢？

内切眼袋过程中保持闭眼状态，可以有效保护眼睛，防止消毒液和各种手术操作器械接触到眼睛，可以保护免于眼睛受刺激或受伤。在手术过程中，维持凝视状态时，眼球向上方偏转，一方面有利于保护眼球，手术操作过程远离眼球，避免眼球受伤，保护视觉功能；另一方面，让眼球下方手术部位充分显露，在手术野清晰情况下，有利于手术准确、精细操作，减少手术误伤，降低手术风险，提高手术成功概率。

160. 眼袋内切术选择刀片、激光刀、电刀和水刀等切开方法有何区别？

眼袋内切术过程中需要切开组织，组织切开选择使用的器械设备有多种，包括刀片、激光刀、电刀和水刀等，这些切开方法有何区别呢？

传统刀片切开目前仍然是眼袋内切术主流切开方法，采用精细锐利金属刀片切开组织，刀片有多种型号包括11号、15号、10号等，可以根据个人喜好选择使用。激光刀是利用激光瞬间高能量产生的热效应对组织进行切开方法，需要使用激光设备，有人称之为激光祛眼袋。电刀是利用微电流通过金属远端产生的热效应对组织进行切开方法，有传统普通金属电刀，也有新近使用的精细钨针电刀等。水刀是利用高速精细水流束产生高能量对组织进行切开方法，需要使用特殊设备。从上述各个组织切开方法来看，除传统刀片切开方法外，其他方法都是依靠高能量对组织进行切开，统称高能切开方法。

传统刀片切开组织方法和高能切开方法有哪些区别呢？刀片切开方法优点是操作简易，利用简单器械就可以操作，对切口边缘组织损伤轻微，术后切口可以快速愈合。缺点是切口边缘细小血管被切断，如果切口少量出血，需要止血处理。高能切开方法优点是通过热效应切开组织，瞬间产生热量使切口边缘被切断细小血管收缩、局部血液凝固，有止血效果，通常不需要止血处理。缺点是使用特殊器械设备、操作较复杂，对切口边缘组织也有损伤，对术后切口愈合有轻微影响。

综上所述，眼袋内切术虽然选择使用的器械设备各不相同，但传统刀片切开方法和高能切开方法对眼袋内切术后效果并没有显著差异。

161. 眼袋内切术有哪些特点？手术过程多长时间？

眼袋内切术主要有以下几个特点：①主要适宜于年轻人眼袋类型，年轻人眼袋多表现为下眼睑部位软性包块样隆起，无明显泪沟，面部皮肤弹性好，无皱纹，此时切除部分膨出脂肪就可以达到改善或消除眼袋的效果。②手术切口小，术后愈合快，结膜切口多选择不用缝合，避免缝合切口过程。③手术切口隐藏在下眼睑内侧，术后外观看不到手术切口痕迹，外形自然，很受年轻人欢迎。④手术步骤少，过程相对简单，手术创伤小，术后恢复快，通常1周内就可以恢复上学或上班状态。⑤其他特点包括手术过程时间短、没有明显痛苦等。

如果两侧眼袋内切术过程顺利，手术通常需要30分钟左右，有些医生为了谨慎操作，确保良好手术效果，在手术过程中添加术中观察和调整手术效果过程，时间稍延长至1小时左右。另外，每个人眼袋结构类型稍有变化，手术操作方式也会有相应变动，眼袋内切术时间可以稍有变化。眼袋内切术虽然手术过程相对简单、手术时间相对较短，但是手术目的主要是达到良好的祛眼袋效果。因此，不宜以手术时间长短来衡量手术，只是让受术者有术前心理准备，避免手术过程出现紧张，有助于配合手术，利于术后快速恢复。

综上所述，眼袋内切术有手术操作步骤少、手术过程相对简单、手术时间相对短暂等特点，两侧眼袋内切术时间约30分钟，根据眼袋情况不同，手术时间可以稍有变化。

162. 眼袋内切术后几天可以洗浴？

既然眼袋内切术外观看不到切口，是否术后就可以洗浴呢？

眼袋内切术后，下眼睑结膜切口有一个愈合过程，在切口愈合过程中需要保护切口，促进其快速顺利愈合。下眼睑结膜切口周围血液循环丰富，切口愈合速度较面部皮肤切口愈合快，通常术后5天左右愈合良好。在结膜切口愈合前，切口未完全闭合，此时需要保护切口，避免其受外界环境污染。当面部沾水如洗脸、洗头、洗浴时，水蒸气中含有的不洁成分可能会通过眼睛流到切口部位，影响切口正常愈合。因此，结膜切口未完全闭合前，不宜洗脸、洗头和洗浴等。

综上所述，眼袋内切术后1周左右是下睑结膜切口愈合的关键时期，为了避免切口愈合受影响，在此段时间不宜洗脸、洗头和洗浴等，1周以后才可以洗浴。

163. 眼袋内切术后早期如何涂眼膏或滴眼液？

眼袋内切术后早期如何涂眼膏或滴眼液，才能促进切口快速顺利恢复呢？

内切眼袋虽然皮肤表面看不到切口痕迹，但是在下眼睑内侧面仍然有小切口，这种黏膜小切口仍然有一个愈合过程，在切口愈合期间都需要保护，促进切口快速顺利愈合。

抗生素眼膏为黏性软膏，低温时黏性较强，温度稍高时逐渐液化，变成流体状态。当眼膏涂抹到眼睛内以后，开始时黏性较强，让视线变得模糊，片刻后变成液体，逐渐恢复正常。因此，眼膏涂抹时间宜选择清晨起床前或者夜晚睡觉前，稍事休息，才能恢复正常。相比较而言，抗生素滴眼液不会影响视线，可以选择白天休息时滴眼，滴眼2～3次，可以帮助湿润眼睛，保护切口，促进切口愈合。在眼睛内涂眼膏或滴眼液时，只需要眯眼或撑开上眼睑，让眼膏或滴眼液进入眼睛表面，不宜推动下眼睑手术部位，避免引起术后切口出血。眼袋内切术后早期涂抗生素眼膏或滴眼液通常需要1周左右时间，直到下眼睑内侧切口完全愈合。

164. 眼袋内切术后会不会出现下眼睑凹陷？

对于很早就出现眼袋的年轻人，眼袋内切术是一种较适宜的选择，有些人会问："眼袋内切术后会不会出现下眼睑凹陷呢？"

眼袋内切术针对年轻人的眼袋特点，适量切除膨出的眶隔脂肪，使皮肤表面隆起样外观改善或消失，恢复光滑平整的外观，回到年轻状态下眼睑外观。正常无眼袋表现的年轻人，下眼睑上缘有眼台或卧蚕，该结构的下方是自然凹陷，虽然是凹陷但是整个下眼睑是光滑、平整的，和中面部融合到一起，形成如同斜坡样的平面。如果眼袋内切术过程中，适量切除脱垂的眼袋脂肪，使其上方的卧蚕变得更加明显，形成卧蚕下方的凹陷；相反，如果眼袋内切术过程中，过度牵拉和切除眶隔脂肪，则有可能形成下眼睑部位凹陷，反而让人显得苍老。

综上所述，眼袋内切术中切除脂肪量不足可形成眼袋残留，切除脂肪量过多可形成明显凹陷，影响术后效果。

165. 眼袋内切术为何要避免下眼睑凹陷？

如果眼袋内切术后下眼睑出现凹陷时容易显得苍老，那么眼袋内切术如何避免下眼睑凹陷呢？

眼袋内切术成功的关键环节是适量切除眶隔脂肪，如果眼袋内切术切除脂肪过多形成下眼睑凹陷，术后难以矫正，而且矫正很难达到理想的下眼睑光滑、平整程度。目前，矫正下眼睑凹陷的主要方法是自体脂肪填充或玻尿酸注射填充，前者填充后可能会形成填充脂肪包裹，下眼睑较薄外观不平整，后者填充需要每年填充1～2次，每次填充都会有同样的风险。

眼袋内切术时需要尽量避免过多切除脂肪，保守切除脂肪，哪怕有少许眼袋残留也不宜切除过多脂肪。因此，受术者不应过度追求完美，要求过量切除脂肪，眼袋内切术后较术前眼袋有明显改善则手术就是成功的，哪怕遗留轻微眼袋，可以等若干年以后眼袋重新出现时再次手术矫正。

综上所述，眼袋内切术过程中如果切除脂肪过多，就会形成下眼睑凹陷，为了避免这种难以矫正的凹陷，切除脂肪量要保守，不能追求完美，过犹不及。

166. 眼袋内切术后避免下眼睑凹陷的方法有哪些？

眼袋内切术过程中需要切除部分眼袋脂肪，有些人会担心过度切除脂肪可能会有下眼睑凹陷风险，影响术后效果。那么，眼袋内切术后避免下眼睑凹陷的方法有哪些呢？

（1）切除自然膨出脂肪：眼袋内切术过程中需要充分显露下眼睑部位的眼袋脂肪，根据脂肪自然膨出情况，适量切除自然脱垂的脂肪。下眼睑部位眶隔脂肪分为内侧、中央和外侧三团脂肪，眼袋即脱垂的眶隔脂肪，年轻人眼袋通常以内侧和中央眶隔脂肪脱垂比较常见，因此，手术过程中多选择切除内侧和中央部分眼袋脂肪。在切除眼袋脂肪时，需要避免用力牵拉脂肪增加切除脂肪量，只需要切除自然脱垂的脂肪即可。

（2）少量多次切除脂肪：眼袋内切术过程中充分显露眼袋脂肪后，不宜一次大量切除，而应选择少量多次切除，这样可以把握切除脂肪量，酌情分几次修剪脂肪，直到切除适量脂肪后下眼睑部位光滑、平整。手术过程中除了少量多次切除脂肪外，保守切除脂肪也很重要，选择宁少勿多切除策略，即使有少量残留脂肪也好。

（3）切除脂肪回植：眼袋内切术后即刻观察祛眼袋效果，术后早期肿胀不明显，如果发现有下眼睑部位凹陷现象，可以将切除脂肪经过处理后，回植到下眼睑凹陷部位，及时矫正下眼睑凹陷，达到祛眼袋术后良好效果。

167. 什么是落日征？眼袋内切术后如何避免眼睛出现落日征？

有些人选择眼袋内切术后，少数人会出现眼睛的特殊表现，好像从西边落下的太阳，称为"落日征"。那么，眼袋内切术后如何避免出现落日征呢？

眼袋内切术过程中，如果过量切除眼袋脂肪，即过度切除眼睛下方眶隔脂肪，甚至切除少量球后脂肪，眼球支撑力量减弱，下方变得空虚，眼球轻微下陷，可出现特殊表现。正常情况下，下眼睑上缘和眼球虹膜下缘贴近或者稍稍超过眼球虹膜下缘上方1～2mm，当眼球位置下陷时，下眼睑上缘遮挡眼球下方超出上述范围，即可出现落日征。

从眼袋内切术后出现落日征机制来看，手术过程中过量或过度切除眼球下方脂肪是根本原因。为了避免眼袋内切术后出现落日征，手术过程中需要保守切除眼袋脂肪，不能切除球后脂肪，一旦过度切除部分眶隔脂肪或者部分球后脂肪，很难通过手术方法矫正。因此，手术过程中宁可保留少量眼袋脂肪也要避免过度切除。眼袋内切术过程中可以选择少量多次，斟酌修剪眶隔脂肪方法，避免一次过量切除脂肪，也要注意正确辨认眶隔脂肪和球后脂肪之间的区别。球后脂肪颗粒较大，质地较眶隔脂肪更柔软，有很亮的光泽，牵拉球后脂肪时眼睛有酸胀感觉，出现球后脂肪要及时还纳到眶内，避免切除。

综上所述，为了避免眼袋内切术后出现落日征，手术过程中需要保守切除眼袋脂肪，不能切除球后脂肪。

168. 眼袋内切术后早期切口滴血如何处理？

在眼袋内切术后早期，少数人在突然低头或其他特殊情形时，切口忽然会有少量新鲜血液滴出现象，此时该如何处理呢？

眼袋内切术完成后，遗留下眼睑内侧结膜切口，可以选择不缝合任其自愈，也可以选择缝合，多数选择不缝合。

眼袋内切术后早期，下眼睑结膜切口还没有愈合前，切口内细小血管断端没有完全稳固闭合，在某些影响因素存在时，如突然低头等动作时，细小血管断端重新开放，有少量血液从细小血管内流出，形成切口少量新鲜血液滴出现象。眼袋内切术后早期出现切口滴血现象相对少见，如果切口有少量新鲜血液滴出现象，可以采用以下方法进行处理。

当眼睛突然出现少量新鲜血液或滴出血液时，不要过于紧张，需要安静休息。如果在室外活动时出现切口滴血现象，可就地处于坐立位，坐在就近的椅子或凳子上，头部稍后仰。如果居家休息时出现切口滴血现象，可以仰卧在床上，垫高枕头（两个枕头高度），或者靠卧在床上。休息后，用示指或中指顺着下眼睑弧度，放在下眼睑手术部位，然后轻轻地压迫下眼睑部位，压迫力度能够让下眼睑贴合到深部组织即可，在不移动手指的情况下，轻压3～5分钟，少量出血通常即可止血。用手指压迫时，压迫力度不宜过大，尤其是内路眶隔脂肪释放术后，如果压迫力度过大，使释放转移的脂肪回缩，影响祛眼袋术后效果。

综上所述，眼袋内切术后早期，尤其是术后前3天，在突然低头、用力活动时，偶有切口少量滴血现象，经过上述处理后，居家安静休息，通常不会再次出现切口滴血现象。如果再次出现切口滴血现象，或者经过上述轻轻压迫后，出血一时难以自止，需要联系手术医生，或者就近到正规医疗机构就诊，选择进一步止血措施。

169. 眼袋内切术后早期为何少数人流泪时会有疼痛感觉？

内路眼袋去除术共同特点是下眼睑内侧做下睑结膜切口，对眼袋脂肪进行处理，只是两种方法对于眼袋脂肪的处理方式不同而已。

内切眼袋选择做下睑结膜切口，切口位置在下眼睑内侧面结膜（黏膜）位置，此处结膜血液循环方法，切口容易愈合，类似于口腔黏膜一样。目前，下睑结膜做切口时选择的切开方式有多种，主要分为传统的刀片切开法、电刀切开法、激光切开法等，虽然切开方式不同，其共同特点是将连续的下睑结膜切开一条裂隙（切口），然后经过切口对深层进行分离，寻找眼袋脂肪进行相应处理。在做下睑结膜切口时，都会对切口部位黏膜形成损伤，电刀或激光刀由于热力传导对切口周围黏膜也有轻微损伤，刀片切开时对周围黏膜没有损伤，但是如果术中结合电凝止血时，由于热力传导，对周围黏膜也会有轻微损伤。对于多数人如果手术操作准确，术后切口部位黏膜对合良好，切口可正常愈合。少数人切口周围黏膜如果受到损伤，就会产生上述流泪时疼痛感觉。

眼袋内切术后早期，对于少数人如果下睑结膜切口周围受损伤的黏膜未完全愈合，术后前几天损伤黏膜有痂皮保护，数天后痂皮脱落，显露微小未愈合创面，形成溃疡面，类似于口腔黏膜受伤后形成的溃疡面。在细小下睑黏膜溃疡面未完全愈合前，如果眼泪、滴眼液流到溃疡面时就会产生疼痛感觉，类似口腔黏膜溃疡受到口水刺激时产生的疼痛感觉。当下睑黏膜溃疡面快速愈合后，恢复保护功能，流泪或滴眼液时就不会产生疼痛感觉了。

170. 眼袋内切术和内路眼袋去除术有何关系？

对于年轻人消除眼袋方法，有的采用眼袋内切术，有的采用内路眼袋去除术，那么两者有何关系呢？

眼袋内切术和内路眼袋去除术两者共用名词"内"，具有同一个意思，"内"与"外"相对应，在这里"内"是指下眼睑内侧面，即眼睑结膜面。与之相对应的"外"是指下眼睑外侧面，即皮肤面。眼袋内切术和内路眼袋去除术都是选择从下眼睑内侧的结膜面做小切口，经过小切口对深层眶隔脂肪进行处理，达到消除眼袋的效果。从下眼睑内侧做切口，面部外观看不到切口痕迹（不同于皮肤切口可以看到切口痕迹），因此，被人们称为无痕祛眼袋方法。虽然眼袋内切术和内路眼袋去除术同属无痕祛眼袋方法，两者之间又有明显的区别。

眼袋内切术是针对年轻人的传统消除眼袋方法，延用已久，对于某些有适应证的年轻人眼袋类型仍然采用该方法。眼袋内切术操作过程相对简易，对于单纯以眶隔脂肪膨隆表现的年轻人眼袋，适量切除眶隔脂肪，有很好的消除眼袋效果。

内路眼袋去除术是一个相对笼统的概念，是经过下眼睑内侧面做切口，对眼袋脂肪综合处理，达到消除眼袋和泪沟等表现的各种手术方式的总称。近年来，对于眼袋伴有泪沟的年轻人眼袋类型，人们提出眶隔脂肪释放转移术，该方法是将部分眼袋脂肪保留，充分释放转移后，填充泪沟凹陷，增强祛眼袋效果。这种经过下眼睑内侧面做切口的眶隔脂肪释放转移术，也被囊括在内路眼袋去除术之中。除内路眶隔脂肪释放转移术外，其他经过下眼睑内侧面做切口，消除眼袋和相关表现的各种手术方式也都包括在内路眼袋去除术中，这样便于人们对消除眼袋方法的理解。

综上所述，眼袋内切术和内路眼袋去除术两者之间既有共同之处，也有区别之处，内路眼袋去除术概念内涵要大于眼袋内切术。

171. 内路眼袋去除术结膜小切口有多长？

有些年轻人对看不见的下眼睑内侧小切口很好奇，那么小切口到底有多长呢？

内路眼袋去除术结膜切口长度选择和眼袋表现类型及手术方法有关，主要区分为眼袋内切术和内路眶隔脂肪释放转移术两种方法的小切口选择。

（1）眼袋内切术切口长度选择：眼袋内切术适宜于脂肪膨隆为主要表现的年轻人眼袋类型，表现为内侧和中央部位脂肪隆起，少数年轻人眼袋表现为内侧、中央和外侧脂肪隆起。当眼袋为内侧和中央脂肪膨隆时，选择在下眼睑内侧做长度约1cm小切口，切除眼袋脂肪，达到祛眼袋的效果；当眼袋为内侧、中央和外侧脂肪隆起时，选择做内侧长度约1cm小切口，增加外侧约0.5cm小切口便于切除外侧眼袋脂肪，或者选择做长度约为1.5cm小切口，完成内侧、中央和外侧眼袋脂肪切除，达到祛眼袋的效果。

（2）内路眶隔脂肪释放转移术切口长度选择：内路眶隔脂肪释放转移术适宜于眼袋伴有明显泪沟的年轻人眼袋类型。内路眶隔脂肪释放转移术过程较眼袋内切术复杂，需要通过小切口对眼袋脂肪进行释放转移，在眼眶下缘分离容纳转移脂肪间隙，还要对转移脂肪进行平铺和固定，操作难度较大，手术视野要广。因此，选择结膜切口稍长，约为1.5cm。

综上所述，内路眼袋去除术结膜切口长度的选择和眼袋表现及手术方法有关，根据不同人眼袋表现和手术方法可以选择上述各种切口长度。

172. 内路眼袋去除术后为何少数人有倒睫现象？

内路眼袋去除术后早期，少数人有下眼睑倒睫现象，这是为何呢？

内路眼袋去除术是各种具体手术方式的统称，主要包括眼袋内切术和内路眶隔脂肪释放转移术，其中内路眶隔脂肪释放转移有可能会引起下眼睑倒睫。眼袋内切术对于下眼睑位置和其上缘睫毛通常没有影响，术后一般不会引起下眼睑倒睫现象。

内路眶隔脂肪释放转移术过程相对复杂，术中先将眶隔脂肪从包裹的包膜中释放出来，然后将脂肪下移，填充到泪沟部位凹陷，达到改善或消除泪沟表现，增强祛眼袋术后效果。在内路眶隔脂肪释放转移术后，要将转移脂肪下移固定，牵拉下眼睑内侧结构，如果过度牵拉，下眼睑上缘内翻，其上缘睫毛就会改变方向，倾向眼睛部位，形成倒睫。内路眶隔脂肪释放转移术后早期，如果出现下眼睑倒睫现象，睫毛摩擦眼睛，可引起视物模糊、眼睛痛痒等不适。因此，术后发现下眼睑倒睫后需要及时矫正。

综上所述，内路眼袋去除术后早期，少数人有下眼睑倒睫现象，这与选择的手术方式有关。

173. 内路眼袋去除术后早期为何下眼睑上方会有皮肤发红和发紫现象？

有些年轻人在做内路眼袋去除术后早期，往往术后第一天，发现下眼睑上方有皮肤发红和发紫现象，这是为什么呢？

在内路眼袋去除术过程中，因为手术切口在下眼睑内侧，手术视野小，需要助手用拉钩拉开小切口，便于扩大手术视野和完成手术操作。在用小拉钩拉开小切口时，对下眼睑部位皮肤有较强的牵拉作用，在牵拉过程中会不可避免地对皮肤造成创伤。当人体皮肤受到一定程度牵拉创伤时，一旦损伤过程消失后，皮肤就会出现发红和发紫现象，类似于中医刮痧和拔罐后出现的皮肤发红和发紫现象，需要等到皮肤自我恢复一段时间，才能够自然消退。

内路眼袋去除术过程中，在拉钩牵拉切口时，下眼睑上方用力较大，因此，此部位皮肤受牵拉创伤较明显。内路眼袋去除术后早期出现的下眼睑上方皮肤发红和发紫现象，通常术后第1天开始出现，随着皮肤自我恢复，术后2周左右自然消退，逐渐恢复正常皮肤颜色。

174. 内路眶隔脂肪释放转移术和眼袋内切术有何区别？

对于年轻人眼袋主要采用内路眶隔脂肪释放转移术和眼袋内切术，这两种方法有何区别呢？

眼袋内切术是传统的祛眼袋方法，其主要手术过程是在下眼睑内侧的结膜面做小的结膜切口，切除部分突出的眶隔脂肪，达到改善或消除眼袋的目的。内路眶隔脂肪释放转移术是近年来发展的祛眼袋方法之一，其主要手术过程同样是在下眼睑内侧的结膜面做小的结膜切口，将部分或全部眶隔脂肪释放，然后向下转移固定到眼眶下方的相应位置，填充或丰满眼眶下方凹陷，手术过程中可以根据情况切除部分或不切除眶隔脂肪。

从上述手术过程来看，内路眶隔脂肪释放转移术和眼袋内切术既有共同点，也有区别之处。两者共同点是都适宜于年轻人眼袋类型，都选择在下眼睑内侧的结膜面做小切口，术后可以不需要拆线，而且术后外观看不到切口痕迹。两者区别主要是：眼袋内切术只是单纯切除突出的眶隔脂肪，而内路眶隔脂肪释放转移术可以部分切除眶隔脂肪或不切除眶隔脂肪，保留部分眶隔脂肪后将其释放转移到下方的凹陷部位，用于填充或丰满下方泪沟凹陷。

综上所述，眼袋内切术过程相对简单，手术时间短，而内路眶隔脂肪释放转移术过程相对复杂，手术时间延长，手术难度也有所增加。

175. 眼袋内切术和内路眶隔脂肪释放转移术哪项术后恢复快？

通过对眼袋内切术和内路眶隔脂肪释放转移术的比较，能更好理解两者恢复快慢的原因。

眼袋内切术相对简单，手术创伤小，术后恢复快，主要适宜于单纯脂肪隆起为眼袋表现的年轻人。内路眶隔脂肪释放转移术对于眼袋脂肪的处理完全不同于眼袋内切术，该方法是将眼袋脂肪充分释放，然后再将部分或全部眼袋脂肪转移填充到眼袋下方的凹陷（泪沟）部位。在释放转移眶隔脂肪前，需要在眼眶下方，面颊部位分离空隙（间隙），用来容纳释放转移的脂肪。与眼袋内切术相比，这部分手术操作增加了面颊部位手术创伤，术后使面颊部肿胀明显，也延长了手术恢复期。另外，在眶隔脂肪释放转移术过程中，要对转移的脂肪进行缝合固定，使得手术操作时间延长，操作过程中对软组织牵拉也增加手术部位创伤，相应地术后恢复期也有延长。内路眶隔脂肪释放转移术主要适用于有眼袋伴泪沟表现的年轻人，术后能够增强祛眼袋效果。

综上所述，眼袋内切术较内路眶隔脂肪释放转移术后消肿快，术后恢复快。

176. 眼袋内切术和眼袋外切术各有何优缺点？

眼袋内切术的优点：①切口隐藏在眼睛结膜囊内，皮肤无切口痕迹，外观没有瘢痕，术后外形自然。②手术过程相对简单，创伤小，恢复快，1周左右就恢复良好。③手术安全性高，相对外切眼袋而言，没有眼睑外翻和切口瘢痕等并发症。其缺点：①手术不切除松弛皮肤，对下眼睑无明显紧致作用，对改善下眼睑皮肤皱纹作用有限。②对于年龄较大的人，眼袋同时眼窝凹陷，不适宜单纯切除脂肪等。

眼袋外切术优点：①通过皮肤切口，切除下眼睑部分松弛皮肤，紧致皮肤和肌肉，改善下眼睑皱纹。②可以改善下睑缘弧度，让松弛、下垂的下眼睑上提，改善因为年龄增长出现的眼球下方露白现象。③手术暴露清晰，有利于医生手术操作。其缺点：①术后有皮肤切口瘢痕，短期内可以看出瘢痕，近距离有手术痕迹。②相对眼袋内切术而言，手术过程稍复杂，手术时间延长，创伤也稍大于眼袋内切术。③眼袋外切术风险稍高于眼袋内切术，有切口瘢痕、下眼睑外翻等风险。

177. 内路和外路眼袋去除术比较，其风险等级如何划分？

从眼袋去除术途径来看，主要分为内路和外路眼袋去除术，这两种方法比较，其风险等级如何划分呢？手术风险等级可以按照美容整形手术风险等级进行划分，主要是安全风险、技术风险、效果风险和修复风险。

（1）安全风险：选择做眼袋去除术的人通常身体健康，即使部分中、老年人有某些慢性病如高血压和糖尿病等，也需要等到疾病得到系统治疗和控制后，病情稳定时才接受眼袋去除术。因此，手术安全性高，风险很低。相比较而言，选择内路眼袋去除术多数是年轻人，外路眼袋去除术适宜于中、老年人，因为年轻人抗风险能力强，所以内路眼袋去除术安全性高于外路眼袋去除术，相应手术风险也降低。

（2）技术风险：内路眼袋去除术包括单纯切除眼袋脂肪的眼袋内切术和眶隔脂肪释放转移术；如此类似，外路眼袋去除术也分为眼袋外切术和外路眶隔脂肪释放转移术。两者比较，外路眼袋去除术需要对脂肪、肌肉、皮肤等多种组织进行处理，过程相对复杂。虽然眼袋去除术技术成熟，只要熟练掌握基本的外科技术，操作难度适中，技术风险不高。

（3）效果风险：内路眼袋去除术过程中主要局限于眼袋脂肪的处理，而外路眼袋去除术除了对眼袋脂肪进行处理外，还要对肌肉和皮肤等软组织进行处理，术中影响效果因素增多，因此外路眼袋去除术后效果风险稍高于内路眼袋去除术。譬如，外路眼袋去除术时如果切除皮肤过多，就有下眼睑轻度外翻风险，而内路眼袋去除术不切除皮肤就没有这种风险。

（4）修复风险：美容整形外科手术一方面存在个体区别，另一方面手术都是人为操作，效果存在变数。因此，当实际术后效果与理性效果有较大区别时，可以选择修复方法矫正。外路较内路眼袋去除术过程复杂，对组织损伤较明显，术后愈合瘢痕粘连较明显，修复难度相应增加。

综上所述，通过内路和外路眼袋去除术风险等级比较，明晰两者之间的区别，手术时趋利避害，有利于帮助选择适宜的祛眼袋方法。

二、眼袋外切术

178. 什么是眼袋外切术？适宜哪类人群？

眼袋外切术是传统的眼袋整形方法，其手术过程特点是在下眼睑做皮肤切口，切口设计在下眼睑睫毛缘相当文眼线的位置，在外侧根据切除皮肤量的需要超过外眼角，手术经过切口适量切除松弛的下眼睑皮肤，不切除或适量切除突出的眶隔脂肪，使眼睛下方平整、光滑，实现面部年轻化。眼袋外切术后皮肤切口瘢痕有一段恢复过程，同时切除皮肤量是手术成功的关键环节之一，适量切除皮肤可以改善皮肤皱纹，过量切除皮肤可能会造成下眼睑外翻。因为有皮肤切口，眼袋外切术后恢复期相对于眼袋内切术来说，术后遗留皮肤切口瘢痕，恢复时间稍延长。

眼袋外切术主要适用于眼睛下方皮肤明显松弛，皮肤皱纹较多和伴有丘壑样隆起的中、老年人。这样眼袋外切术过程中切除适量皮肤，紧致皮肤和肌肉，使下眼睑恢复紧致，改善皮肤皱纹，术中根据需要不切除或适量切除眶隔脂肪，综合表现为下眼睑光滑平整且紧致，因此显得年轻。眼袋外切术因为手术过程中暴露清楚，对于某些需要特殊处理的眼袋时，也可以选择眼袋外切术。

综上所述，眼袋外切术是在下眼睑相对隐蔽部位做皮肤切口，切除适量皮肤和脂肪，达到下眼睑部位年轻化效果。眼袋外切术主要适宜于下眼睑明显松弛有皱纹的中、老年人，或者某些有眼袋特殊情形的人。

179. 多大年龄适宜选择眼袋外切术?

目前，眼袋去除术方法有多种，不同方法有其不同的适应证，那么，多大年龄适合选择眼袋外切术呢?

人们到了中年以后，通常从30岁左右开始，随着年龄增长，面部皮肤等软组织逐渐萎缩，缺乏弹性，出现松弛、下垂现象，在下眼睑部位就会有不同程度的眼袋表现。到了40岁以后这些老化现象较明显，其后逐年加重。由于遗传、生活习惯等影响因素存在，同龄人之间眼袋表现可以稍有差异。中、老年人眼袋类型不同于年轻人眼袋类型，其形成原因和表现形式也不同，手术需要从多层次着手，逐一矫正多种形成眼袋表现，综合治疗，才能达到祛眼袋术后良好效果。

中老年人眼袋表现特点包括下眼睑薄，皮肤缺乏弹性，有松弛、下垂现象，存在不同程度的横向皮肤皱纹；下眼睑肌肉张力减弱，对下眼睑支撑力量减弱，肌肉也有下垂现象，眼台或卧蚕逐渐消失，眼睛下方有轻微露白现象；下眼睑部位眼袋隆起日益明显，形成下眼睑肿泡眼现象，少数老年人可表现为眼睛下方凹陷；泪沟越来越明显，这与眼袋逐渐加重和中面部软组织下垂有关。

眼袋外切术过程是在下眼睑睫毛根部做向外侧稍延长皮肤切口，经皮肤切口，切除适量松弛、下垂的皮肤或肌肉，紧致皮肤和肌肉，减少皮肤皱纹和增加肌肉张力，以保持对下眼睑部位的支撑作用。

综上所述，眼袋外切术适宜于年龄超过40岁且面部老化现象较明显和眼袋各层次都需要综合治疗的人。因为每个人眼袋类型有区别，同龄人之间也有区别，所以需要选择有针对性的治疗方法，才能达到眼袋去除术后良好效果。

180. 眼袋外切术对卧蚕有何影响？

卧蚕也称眼台，其构成基础是下眼睑上缘一束增厚的眼轮匝肌，平行于下眼睑上缘。年轻人卧蚕较明显，做微笑表情时下眼睑上缘肌肉收缩，卧蚕更明显。

眼袋外切术是选择下眼睑睫毛根部做皮肤切口的一类祛眼袋方法，因为在下眼睑上缘做皮肤切口就会对其深面的眼轮匝肌有影响，那么眼袋外切术对于卧蚕有何影响呢？

虽然同样是眼袋外切术，其具体手术方式不同，对于卧蚕的影响主要有3种情况：①当眼袋外切术切除下眼睑上缘眼轮匝肌时，消减此处眼轮匝肌体积，卧蚕就会变小，变得不明显。②当眼袋外切术不切除下眼睑上缘眼轮匝肌，完整保留此处眼轮匝肌时，卧蚕就不会受影响，而且眼袋切除后形成卧蚕下方低平的台阶样效应，使卧蚕外观稍明显。③当眼袋外切术不切除下眼睑上缘眼轮匝肌同时，利用下方肌肉上提，手术增厚卧蚕位置的眼轮匝肌，使卧蚕体积增加，术后卧蚕变得更明显。

中、老年人随着年龄增长，面部肌肉等软组织逐渐萎缩，卧蚕变得越来越不明显，外路眼袋去除术如果能够让卧蚕变得比术前更明显，就能够达到面部年轻化效果，增强祛眼袋术后效果。

综上所述，选择不同手术方法对卧蚕外形有不同影响，由于手术方式不同，术后可以让卧蚕变得不明显，也可以让卧蚕变得更明显。

181. 眼袋外切术能同时再造卧蚕吗？

中、老年人随着年龄增长，卧蚕越来越不明显，甚至消失，那么在做眼袋外切术同时能否再造卧蚕，使自己显得更年轻呢？

卧蚕形成基础是下眼睑上缘一束增厚的眼轮匝肌，此处眼轮匝肌对支撑和保护眼睛，预防下眼睑松弛、下垂。人们到了中年以后，面部软组织包括表情肌肉逐渐萎缩变薄，肌肉松弛、下垂，随着年龄增长，卧蚕越来越不明显，甚至消失。

在眼袋外切术时，一方面通过完整保留下眼睑上缘眼轮匝肌，紧致此处松弛、下垂的肌肉，恢复肌肉年轻时的紧张程度；另一方面，可以将周围肌肉转移到下眼睑上缘，起到增厚此处眼轮匝肌效果。因此，可以达到再造或重建卧蚕的目的。眼袋外切术时再造眼台具有多方面作用，除了恢复卧蚕，使外貌年轻化，还可以有效预防下眼睑术后外翻风险，大大提高了眼袋外切术成功概率。

综上所述，中、老年人随着年龄增长，眼台逐渐变得不明显或消失，此时可以通过眼袋外切术同时再造或重建卧蚕，使自己显得更年轻。

182. 眼袋外切术能改善外眼角下垂吗？

当有些人出现外眼角下垂现象时，他们想在做眼袋外切术的同时是否可以改善外眼角下垂呢？

人的面部皮肤、肌肉等软组织结构附着和固定在面部骨骼上，到了中年以后，随着年龄增长，这些软组织逐渐萎缩、缺乏弹性，出现逐渐松弛、下垂现象。比较常见的是外眼角下垂，鼻唇沟加深，口角下垂和颈部皮肤松弛、下垂等，这也是我们常说的面部老化表现。

外眼角下垂是较早出现的面部老化表现之一，主要是外眼角上方的皮肤、肌肉和脂肪等软组织结构逐渐缺乏弹性，附着和固定于眼眶外侧骨骼和筋膜的作用减弱，加上本身的重力作用，经年累月逐渐下垂甚至遮挡外眼角。对于下垂的外眼角部分软组织，通过对下垂组织的重新复位和加强固定，可以改善外眼角下垂现象。

眼袋外切术方式变化多样，但是其共同特点是在下眼睑上缘做皮肤切口，经过该切口对下眼睑部位的皮肤、肌肉和脂肪等软组织进行处理，改善或消除眼袋，让人显得年轻。眼袋外切术过程中，皮肤切口由内侧向外眼角部位延伸，经过外眼角部位下方皮肤后可以继续向外侧稍延长切口，一方面可以经外侧延长切口切除下眼睑外侧少许皮肤，改善下眼睑部位鱼尾纹；另一方面可以把切口上方松弛、下垂的软组织复位并坚强固定，这样可以一举两得，既可以改善鱼尾纹也可以改善外眼角下垂，使外眼角部位呈现整体年轻化效果。

综上所述，眼袋外切术过程中可以同时将外眼角部位下垂软组织复位和坚强固定，有利于改善外眼角下垂现象。

183. 什么是鱼尾纹？眼袋外切术能改善鱼尾纹吗？

眼袋和鱼尾纹都是面部组织逐渐出现老化的表现，表情丰富的年轻人，很早就会出现外眼角部位的鱼尾纹。那么，在改善眼袋手术同时，能不能通过手术来改善鱼尾纹呢？

鱼尾纹是位于两侧外眼角部位放射状出现的皮肤皱纹，被形象地称为"鱼尾纹"或"鸡爪纹"，是面部皮肤软组织老化的一种表现。鱼尾纹分布在外眼角周围，以眼睛水平线为分界线，可以分为上方鱼尾纹、下方鱼尾纹和全外眼角鱼尾纹。早期出现的鱼尾纹为下方鱼尾纹，后来上方鱼尾纹逐渐出现，乃至形成全外眼角鱼尾纹。鱼尾纹形成的原理：成年以后，人体组织结构逐渐开始退化，在面部表现为皮肤等软组织变薄，弹性降低。在面部表情肌肉反复收缩过程中，皮肤和肌肉无法恢复到年轻时无痕迹状态，因而出现皱纹。随着年龄增长，这种皱纹逐渐加深、变长，影响人们年轻外貌。有些表情丰富的年轻人，因为夸张的表情活动，使表情肌肉活动频繁、收缩剧烈，很早就会出现鱼尾纹。

在眼袋外切术的同时，可以对外眼角部位的皮肤皱纹进行处理，切除部分松弛的皮肤，紧致松弛的肌肉，类似于面部手术除皱的效果，改善或消除外眼角部位的皱纹，达到改善鱼尾纹的目的。通过眼袋外切术同时改善外眼角部位的鱼尾纹，不会另外增加皮肤切口，一方面能够祛眼袋，另一方面能够对外眼角部位皮肤进行除皱，起到一举两得的综合年轻化效果。

综上所述，外眼角部位出现鱼尾纹是面部皮肤软组织开始出现老化的表现，面部表情肌肉的频繁活动会让鱼尾纹变得更明显。眼袋外切术同时，可以对外眼角部位的皮肤和肌肉进行类似除皱处理，达到改善鱼尾纹的效果。

184. 眼袋外切术时为何能改善法令纹？

中年以后随着年龄增长眼袋越来越明显，眼袋下方的鼻唇沟也越来越深，即法令纹越来越明显，那么，眼袋外切术时是否可以同时改善法令纹呢？

眼袋外切术对于下眼睑部位皮肤和肌肉处理，类似于面部传统除皱方法，对于眼睛下方的皮肤和肌肉进行部分分离，然后通过将中面部松弛、下垂的肌肉向上方牵拉，悬挂固定于面部深层筋膜上，同样可以对眼睛下方有上提和紧致作用，具有很好的除皱效果。

人们到了中年以后，面部中央部位皮肤、肌肉和脂肪等软组织都会随着年龄增长逐渐下垂，所以在鼻翼两侧鼻唇沟越来越深，即法令纹越来越明显。选择做眼袋外切术的同时，可以对眼袋下方眼轮匝肌稍分离，然后将中面部偏上方肌肉和皮肤向上方提紧，并且固定于眼睛外侧眶骨外缘的深层筋膜上，这样可以部分矫正中面部皮肤和肌肉下垂现象，使鼻唇沟上方变浅，有改善法令纹效果，即中面部除皱效果。

综上所述，眼袋外切术同时起到对中面部除皱作用，改善法令纹，一举多得。

185. 何谓皮瓣法、肌皮瓣法、联合瓣法眼袋外切术？

从外路眼袋去除术分离途径来说，传统分离途径有皮瓣法和肌皮瓣法。

眼袋外切术如果选择传统的皮瓣法，是在皮肤深面分离，分离间隙的前面是皮肤和薄层脂肪组织，与身体相连的皮肤和薄层脂肪组织在医学上称为"皮瓣"，因此这种分离方法被称为皮瓣法。皮瓣法有自身优缺点，优点是能够改善下眼睑皱纹。缺点是术后容易皮下出血、淤青，部分人有皮肤色素沉着现象。

眼袋外切术如果选择传统肌皮瓣法，是经皮肤切口后，在下眼睑肌肉（眼轮匝肌）深面进行分离，分离间隙的前面组织包括肌肉、薄层脂肪和皮肤，与身体相连的肌肉和皮肤等组织整体在医学上称为"肌皮瓣"，因此这种分离方法称为肌皮瓣法。肌皮瓣法有自身优缺点，优点是分离在自然间隙进行，组织损伤轻，术后淤青和肿胀不明显。缺点是对皮肤皱纹改善不明显，如果术中切除部分肌肉，会影响卧蚕形态。

从上述皮瓣和肌皮瓣法的定义和特点来看，两种方法各有利弊，在此基础上，近年来，提出了两种方法联合采用的"联合瓣法"。

眼袋外切术联合瓣法是经皮肤切口向下分离时，开始采用皮瓣法，形成上方皮瓣，然后改用肌皮瓣法，下方形成肌皮瓣，在切口外侧部分，皮瓣和肌肉分离时还可以形成部分肌肉瓣，所以被称为联合瓣法。联合瓣法集中了传统皮瓣法和肌皮瓣法的优点，又避免了各自的缺点。

眼袋外切术选择采用联合瓣法除了结合皮瓣和肌皮瓣法优点外，还具有增强下眼睑部位支撑力量，避免下睑外翻，增加下眼睑上缘肌肉厚度，重建卧蚕，增加外眼角支撑力量，改善外眼角下垂现象等优点。其缺点是手术过程中增加了技术操作难度，只有在熟练掌握皮瓣和肌皮瓣法的基础上，应用联合瓣法才能够取得良好的效果。

综上所述，眼袋外切术联合瓣法是传统皮瓣法和肌皮瓣法两种方法的联合，集中了两种方法的优点，避免了各自的缺点，扬长避短。

186. 联合瓣法眼袋外切术有哪些优点？

联合瓣法是指在眼袋外切术时，上方选择皮瓣，下方选择肌皮瓣，外侧形成部分肌肉瓣，多瓣联合采用。联合瓣法扬长避短，既结合了皮瓣和肌皮瓣法的优点，又避免了各自的缺点，具有很好的眼袋外切术优势。联合瓣法眼袋外切术有哪些优点呢？

（1）避免下睑外翻：下睑外翻是眼袋外切术最常见的并发症，外路眼袋去除术避免下睑外翻是手术的重要目标之一。联合瓣法祛眼袋时，一方面保留了下眼睑上缘一束肌肉，另一方面将下方肌肉上提固定到眼眶外缘，增强了下眼睑上方支撑力量，有效降低和避免了下睑外翻风险。

（2）增加和彰显卧蚕：有卧蚕的人显得年轻，给人以面带微笑的感觉，人们都希望眼袋外切术同时能够保留卧蚕。联合瓣法眼袋外切术时，一方面保留了下眼睑上缘眼轮匝肌不受损伤；另一方面将下方的肌肉上提，重叠在下眼睑上缘肌肉上，增加肌肉体积和力量，起到重建和再造卧蚕，以增加和彰显卧蚕效果的作用。

（3）改善或消除鱼尾纹：对于中、老年人来说，下眼睑外侧多伴有鱼尾纹，这些皱纹让人显得苍老。联合瓣法祛眼袋时，将外侧的肌皮瓣分离成为三角形皮瓣和肌肉瓣，如同传统的除皱方法，分别处理肌肉和皮肤，将松弛、多余的皮肤切除后，紧致肌肉，达到很好的改善或消除鱼尾纹效果。

（4）上提外眼角：人们到了中年以后，面部软组织逐渐松弛、下垂，外眼角下垂也比较明显。联合瓣法祛眼袋时，将外眼角下方的肌肉瓣上提缝合固定到眶外缘的骨膜上，增加外眼角的支撑力量，具有上提外眼角的效果，改善外眼角下垂，使人显得年轻。

187. 外路眼袋去除术如何准确把握切除皮肤量？

外路眼袋去除术的优点是适量切除下眼睑部位多余皮肤，术后能够紧致下眼睑，改善或消除下眼睑皱纹，实现下眼睑部位年轻化效果。如果过量切除皮肤会引起下眼睑外翻，因此，准确把握切除皮肤量是手术成功的关键因素之一。那么，外路眼袋去除术时如何准确把握切除皮肤量呢？

外路眼袋去除术时可以从以下两个方面准确把握切除皮肤量。

（1）术前评估和标记：术前受术者取坐立位，直立睁眼仰视上方，用镊子轻轻夹持下眼睑松弛皮肤上提，从外到内充分估计切除皮肤量，然后画线标记外宽内窄的皮肤切口线，这样标记的切除皮肤量可作为手术过程中切除皮肤量的参考。

（2）术中准确切除皮肤量：手术过程中准确切除皮肤量是外路眼袋去除术的关键环节之一，采用"宁少勿多"的策略，保守切除皮肤，避免过量切除皮肤引起术后下眼睑外翻，影响术后效果。手术过程中，受术者处于仰卧位，睁眼仰视自己额头部位，或者配合适度张口姿势，这样能够充分绷紧下眼睑部位皮肤，用镊子提起切口下缘皮肤，然后标记超出下眼睑切口位置多余的皮肤。受术者保持睁眼仰视状态，在外眼角下方剪开皮肤，缝合一针切除皮肤位置定位线，顺着切除皮肤标记线，从标记线上缘，从外向内，逐步修剪皮肤直到内眼角部位，切除外宽内窄的一条三角形皮肤。术中切除皮肤时，要以术前估计和标记的皮肤切除量作为参考，以估计量为切除量上限，进一步确保切除皮肤没有过量，术后不会引起下眼睑外翻。

188. 外路眼袋去除术过程中需要切除肌肉吗？

外路眼袋去除术需要切开下眼睑肌肉，在此手术过程中是否需要切除部分肌肉呢？

下眼睑部位有半环形片状分布的肌肉——眼轮匝肌，和上眼睑部位的半环形片状分布的眼轮匝肌形成眼睛周围环形片状肌肉，眼睛周围环形眼轮匝肌对眼睛有保护作用，肌肉收缩和舒张对于眼睛睁眼闭眼动作起主要作用，同时对眼睛内泪液循环和面部表情动作也有重要作用。下眼睑部位眼轮匝肌和眼袋去除术有关，特别是外路眼袋去除术。下眼睑部位眼轮匝肌紧贴在薄层皮肤深面，虽然皮肤和肌肉之间有薄层脂肪间隔，还有细小血管分布，但是由于皮肤和脂肪都很薄，形同皮肤和肌肉相连。

在外路眼袋去除术过程中做下眼睑上缘和外侧切口，需要切开下眼睑上方和外侧的眼轮匝肌，然后进入眼轮匝肌后方间隙，对于深层眼袋脂肪进行相应处理，达到祛眼袋术后效果。传统外路眼袋去除术过程中，在完成对于眼袋脂肪切除处理后，对于切口边缘的眼裂匝肌也进行相应修剪，就是切除部分肌肉，包括切口上方和外侧少量肌肉。

近年来，随着医学技术的发展和进步，人们对眼袋去除术的认识进一步提高，提出了眶隔脂肪释放转移术、外眦悬挂术等新手术方式，能够增强祛眼袋术后效果，减少术后并发症。在新近发展的外路眼袋去除术过程中更倾向保留下眼睑部位肌肉。不同于传统外路眼袋去除术过程中切除肌肉的方法，将切口上方肌肉保留后重叠在下眼睑上缘，一方面可以增加肌肉体积，有重建卧蚕的效果；另一方面也可以增加下眼睑支撑力量，避免术后下眼睑外翻风险。将切口外侧肌肉保留用于外眦悬挂也有重要作用，有填充外眼角部位凹陷，进一步增加下眼睑支撑力量和改善下眼睑部位皱纹乃至法令纹等多种功效。

综上所述，在新近发展的外路眼袋去除术过程中更倾向保留下眼睑部位肌肉，不同于传统外路眼袋去除术切除肌肉的方法。

189. 眼袋外切术皮肤切口缝合方法有哪几种？

眼袋外切术完成后，需要对皮肤切口通过外科缝合技术，对齐切口边缘，让皮肤切口快速顺利愈合。目前，眼袋外切术皮肤切口对合主要采用纤细尼龙线缝合方法，缝合方法主要分为两大类：连续缝合和间断缝合。

（1）连续缝合：是用一根尼龙线在切口部位皮肤和肌肉等软组织中穿梭缝合的方法，只需要在开始缝合部分和结束缝合部位打线结，完成切口缝合。连续缝合方法类似于人们日常生活中的裤脚锁边技术，让丝线在裤脚边缘布质中穿梭，直到完成锁边。连续缝合后，由于缝线部分埋入皮肤和肌肉内，而且尼龙线纤细，看不到线。另外，连续缝合后，由于缝线束勒作用，有些切口边缘肿胀部位出现勒痕，显得不整齐，等到消肿和拆线后，这种不整齐现象会自然消失。

（2）间断缝合：是在皮肤切口边缘每间隔一段距离后缝合一针打结，让切口对齐的缝合方法。外路眼袋去除术皮肤切口缝合间隔距离为3～5mm，术后可以看到下眼睑的皮肤切口处每间隔3～5mm处有线结和线头外露。间断缝合会稍延长手术完成时间，皮肤切口边缘对合良好。如果采用间断缝合方法，保留线头不宜过长，以免线头触达眼睛内，摩擦眼睛，引起流泪、瘙痒等不适。

无论连续缝合还是间断缝合，其目的都是让眼袋外切术后皮肤切口对齐，有利皮肤切口快速顺利愈合，愈合后切口整齐、平整、美观。在皮肤切口愈合后，需要拆线缝线。连续缝合线拆除时，只需要剪断首尾两个线结，再在中间部位剪断连续的线，然后从首尾端拽出缝线即可，拆线过程简单。间断缝合线拆线时需要在每个缝合处剪断缝合线拔除缝线，一针一针拆除缝合线，拆线时间稍长，略增加拆线时疼痛感觉。

190. 眼袋外切术最有可能发生的风险是什么？如何避免？

外科手术都会有风险，那么眼袋外切术最有可能出现的手术风险是什么？

该如何避免呢？

眼袋外切术是针对软组织松弛、下垂采取的切除和紧致某些软组织的方法，以矫正软组织松弛、下垂现象，达到祛眼袋术后面部年轻化的效果。在眼袋外切术过程中，如果皮肤或肌肉等软组织切除过多，形成下眼睑部位软组织缺损，下眼睑部位支撑力量减弱，就会出现下眼睑上缘外翻现象，这是眼袋外切术最有可能出现的手术风险。

在做眼袋外切术时，如何避免这种手术风险的发生呢？在手术过程中，需要谨慎和保守切除下眼睑部位皮肤和肌肉，不宜为了追求完全消除皮肤皱纹过量切除，这样可以有效避免下眼睑外翻现象。另外，为了避免术后形成下眼睑外翻，采取一些对下眼睑部位增强支撑力量的手术方式，可进一步有效避免这一现象发生。

191. 外路眼袋去除术下眼睑外翻的前兆有哪些？

外路眼袋去除术常见的手术风险是下眼睑外翻，影响祛眼袋术后效果，也影响受术者术后满意程度，避免出现术后下眼睑外翻是外路眼袋去除术成功的重要因素之一，出现下眼睑外翻有以下前兆。

（1）眼睛下方露白：眼睛外观分为眼球虹膜和眼球巩膜，眼球虹膜位于眼睛中央位置，眼球虹膜周边是白眼球。正常情况下，人们平视时下眼睑上缘接近眼球虹膜下缘或者遮盖眼球虹膜下缘边缘部位。当下眼睑上缘偏离眼球虹膜下缘较多，两者之间有较多眼球巩膜出现时，称为眼睛下方露白现象。外路眼袋去除术过程中如果切除皮肤过多，下眼睑受牵拉下移，就会出现眼睛下方露白现象，是下眼睑外翻的前兆，避免了眼睛下方露白，才能够有效避免下眼睑外翻。

（2）睑球分离：正常情况下，人们平视时下眼睑上缘和眼球完全贴合在一起，中间没有间隔距离，当某些因素向下牵拉下眼睑时就会出现下眼睑上缘和眼球分离现象，医学上称之为睑球分离。外路眼袋去除术时睑球分离是下眼睑外翻的前兆，如果预防出现睑球分离，能够有效避免术后下眼睑外翻。外路眼袋去除术后早期，下眼睑部位肿胀，如果手术过程中适量切除皮肤后会因为肿胀原因引起眼睛外侧轻微睑球分离，待下眼睑部位逐渐消肿后，这种睑球分离会逐渐消失。

综上所述，外路眼袋去除术出现下眼睑外翻有上述前兆，手术过程中需要避免和及时矫正，同时也为受术者判断术后是否出现下眼睑外翻提高参考价值。

192. 外路眼袋去除术完成后如何检验效果？

外路眼袋去除术包括眼袋外切术和眶隔脂肪释放转移术，在手术完成后，要检验术后即刻效果，才能够保障术后良好效果。那么，外路眼袋去除术完成后如何检验效果呢？

外路眼袋去除术通常是双侧手术，两侧手术先后完成。外路眼袋去除术效果检验包括单侧和双侧检验，双侧检验是手术全程完成后检验，单侧检验是基础，双侧检验主要是两侧对称性检验。外路眼袋去除术完成后还包括受术者主观感受和客观效果检验，主观和客观效果良好，才能够保障术后满意效果。主观检验包含在手术过程中，受术者除了有轻微疼痛、肿胀和短暂牵拉感外，没有其他不适感觉。客观检验主要通过以下几个指标检验术后效果。

（1）仰卧初验：在外路眼袋去除术即将完成，缝合皮肤切口前进行。检验指标包括如下。①眼轮匝肌后隙，轻压眼球无脂肪膨出，下睑皮肤表面呈新月形凹陷。②睑缘切口皮肤对合良好，无创面外露。③睁眼时下睑上缘接触或覆盖少许角膜下缘即眼球虹膜下缘，无露白现象。④睁眼仰视时下睑缘和眼球贴合良好，无睑球分离现象。

（2）坐立复验：双侧外路眼袋去除术完成后，受术者坐立平视，执镜观察效果。检验指标包括如下方面。①中央部位，睁眼时下睑上缘接触或覆盖少许角膜下缘，无露白现象。②下睑缘和眼球贴合良好，无睑球分离现象，如果先完成侧稍肿胀，可以允许外侧眦角和睑球轻微分离现象，分离程度不超过1mm。③双侧下睑皮肤表面光滑、平整，无眼袋残留，无凹陷，无明显泪沟，可以允许内侧轻微泪沟存在，由内侧眼轮匝肌断端收缩引起，恢复后可改善。④两侧下睑形态基本对称。

综上所述，外路眼袋去除术检验术后即刻效果，既包括单侧和双侧检验，又包括受术者主观感受和客观效果检验，只有达到各项检验标准，才能够保障术后良好效果。

193. 眼袋外切术后早期切口如何护理？

眼袋外切术后早期是切口愈合的关键时期，如何正确护理切口对促进切口快速顺利愈合非常重要。

眼袋外切术主要从手术径路，即切口选择方法来说，通常选择下眼睑上缘睫毛下方做皮肤切口。眼袋外切术主要适宜于中、老年人眼袋类型，术后不仅可以帮助恢复下眼睑光滑、平整外观，还可以紧致皮肤和肌肉，改善皮肤皱纹，实现下眼睑部位综合年轻化。

眼袋外切术后皮肤切口在愈合前，可以选择切口外露或者纱布敷料覆盖保护切口方法，无论哪种方法都要保持切口部位清洁、干燥。在术后1周切口未愈合前，通常都不洗脸（或者只是在远离眼睛周围的脸颊部位用湿毛巾擦拭），保持眼睛下方切口部位不沾水。因为切口部位邻近眼睛，为了避免消毒液刺激眼睛，所以不宜用消毒液清洗切口部位，对于眼睛下方少许内分泌物，可以用无菌棉签擦拭去除。在皮肤切口外露部位每日涂抗生素眼膏2～3次，早晚各1次，每次涂抹少许，不宜涂抹过多避免眼膏流到眼睛后使视线模糊，也不宜涂抹过于频繁。对于术后早期眼睛有流泪、发红、干涩等不适的人，可以滴少许抗生素滴眼液保护眼睛，直到逐渐恢复正常。

综上所述，眼袋外切术后早期，需要正确护理切口，保持切口清洁、干燥，适时涂抗生素眼膏保护，以促进切口快速顺利愈合。

194. 为何眼袋外切术拆线前切口不整齐？

眼袋外切术后早期，有些人发现切口缝线拆除前，有切口不整齐现象，这是为何呢？

目前，皮肤切口缝合线主要分为可吸收线和不可吸收线，眼袋外切术皮肤切口通常选择不可吸收线缝合，在术后1周左右，切口基本愈合后，需要拆除切口缝线。另外，眼袋外切术过程同时也是下眼睑部位软组织受损伤过程，在创伤部位恢复早期都有局部肿胀和逐渐消肿过程，尤其是术后头3天下眼睑部位肿胀明显。

眼袋外切术皮肤切口缝合和下眼睑部位局部肿胀两个重要因素作用，会使手术过程中对合整齐的皮肤切口在恢复早期变得不整齐。眼袋外切术后早期，下眼睑部位肿胀越来越明显，这是软组织受伤的病理反应，切口边缘部位同样肿胀，而此时有切口缝线部位，由于缝线的束勒和压迫作用不会肿胀，缝线边缘肿胀更明显，因此，外观有切口边缘不整齐现象。当下眼睑部位逐渐消肿，缝线束勒作用不明显，或者拆除缝线后，皮肤切口不整齐现象逐渐消失，恢复切口对合整齐状态，切口愈合部位变得平整。

综上所述，外切眼袋术后早期，切口缝合线未拆除前，由于缝线的束勒和局部肿胀作用，有切口不整齐现象，随着下眼皮部位逐渐消肿，或者切口基本愈合，拆除缝线后，皮肤切口不整齐现象逐渐消失，恢复切口对合整齐状态，切口愈合部位变得平整。

195. 眼袋外切术后切口愈合期为何避免拨弄眼睑？

眼袋外切术后2周是皮肤切口和深层切口愈合的关键时期，此时需要有良好的营养健康状态，保持切口部位相对静止或有切口两侧相应合力，有利于切口愈合。

眼袋外切术后切口愈合期，有些心理过于敏感的人会查看切口痕迹、睫毛位置是否消失、缝合线是否拆除干净等，自行拨弄上、下眼睑，产生切口两侧分离力量，延长切口愈合时间，甚至让新愈合切口裂开，使愈合期延长，后期切口瘢痕较明显。另外，下眼睑深层组织也未完全愈合，拨弄下眼睑时会形成深层组织损伤，切口出血形成血肿，使恢复期延长或者难以正常恢复。

综上所述，眼袋外切术后要安静休息，保护切口，不要自行拨弄手术部位，避免切口愈合期延长。

196. 眼袋外切术后下眼睑感觉多久恢复正常？

在眼袋外切术后一段时间，下眼睑部位皮肤感觉会减弱、变得迟钝，那么皮肤感觉需要多久才能够恢复正常呢？

不同手术方式对下眼睑部位皮肤和肌肉的处理方式不同，下眼睑部位皮肤感觉影响程度也不同，有些方法对皮肤感觉影响小，有些方法对皮肤感觉影响较大。

（1）单纯皮肤和肌肉切除方法：当眼袋外切术选择单纯皮肤和肌肉切除方法时，在下眼睑外侧即外眼角外侧未做皮肤切口，皮肤和肌肉之间未形成分离，皮肤和肌肉联系相对保持完整，下眼睑部位皮肤和深层组织伸出的皮肤感觉神经末梢联系依然保留相对完整，因此，此种手术方式对皮肤感觉影响最小，术后麻醉药作用消失后，短期恢复一段时间，下眼睑部位皮肤感觉逐渐恢复正常。

（2）肌皮瓣方法：当外路眼袋去除术选择肌皮瓣方法时，在下眼睑外侧做皮肤切口，从外侧部位将下眼皮的肌肉和皮肤部分掀起，有利于显露手术范围和紧致肌肉和皮肤，皮肤和肌肉之间未分离，形成肌皮瓣。肌皮瓣法是目前常用的外路眼袋去除术切口选择方式之一。选择肌皮瓣法后，下眼睑外侧肌肉和皮肤与深层组织伸出的皮肤感觉神经末梢联系部分被切断。因此，术后皮肤感觉减弱，但是肌肉和皮肤之间的神经末梢联系未受影响，术后皮肤感觉恢复需要时间稍短，通常术后3个月左右下眼睑部位皮肤感觉逐渐恢复正常。

（3）皮瓣方法：当眼袋外切术选择皮瓣方法时，在下眼睑外侧做皮肤切口，皮肤和肌肉之间做分离，将下眼睑外侧皮肤掀起，形成皮瓣，有利于切除松弛多余的皮肤，有效改善皮肤皱纹。皮瓣法是目前常用的外路眼袋去除术切口选择方式之一，主要适宜于下眼睑部位皮肤皱纹多的中、老年人。选择皮瓣法后，下眼睑部位外侧皮肤和深层组织之间分离，皮肤与深层组织伸出的皮肤感觉神经末梢联系被完全切断。因此，术后皮肤感觉减弱乃至部分敏锐感觉消失，需要在术后恢复期间，从深层组织伸出的神经末梢像豆芽一样重新生长到皮肤内，逐渐恢复正常皮肤感觉。由此可见，选择皮瓣法眼袋外切术，下眼睑部位皮肤感觉受影响大，皮肤感觉恢复正常时间长，通常术后6个月左右下眼睑部位皮肤感觉逐渐恢复正常。

综上所述，不同眼袋外切术方式对于下眼睑部位皮肤感觉影响程度不同，术后下眼睑部位皮肤感觉恢复时间也不同。

197. 眼袋外切术后为何还有笑纹？

眼袋外切术后能够改善或消除下眼睑部位皱纹，为何恢复一段时间后，做微笑表情时下眼睑还会有皱纹出现呢？

人的皮肤结构特性在不同生理阶段有不同特点，年少时期皮肤以合成代谢为主，此时皮肤结构致密，富含弹性纤维，有足够的皮肤厚度；中年以后皮肤以分解代谢为主，弹性纤维逐渐消失，皮肤弹性相应逐渐减弱或消失，皮肤逐渐萎缩、变薄，变得脆弱，被拉伸后外力解除时也无法完全恢复到拉伸以前形态。由此可见，年少时做微笑表情时，皮肤深层表情肌收缩产生眼睛周围笑纹，当恢复平静状态时，皮肤弹性回缩，恢复到原来形态，不会有皱纹；而中年以后做微笑表情时产生眼睛周围笑纹，当恢复平静状态时，皮肤因为变薄缺乏弹性回缩能力，所以由此产生的皱纹无法完全消失，经年累月，眼睛周围就会出现逐渐增多和加深的皮肤皱纹，而且动态皱纹逐渐演变为无法消失的静态皱纹。

眼袋外切术通过切除皮肤减轻下眼睑部位静止状态下存在的皱纹（静态皱纹），但是不会改变皮肤本身的结构和特点，也不会改变微笑时皮肤下方肌肉收缩产生新的皮肤皱纹（动态皱纹）。因此，眼袋外切术后在做微笑表情时仍然会有皱纹。为了避免下眼睑部位微笑时出现逐渐明显的动态皱纹，使动态皱纹演变为静态皱纹，需要避免做过于夸张的面部表情，并适当注射抑制表情肌收缩的肉毒素除皱针，以延缓皱纹出现，保持面部年轻化外观。

综上所述，眼袋外切术能够改善或消除下眼睑部位皱纹，但是无法改变该部位皮肤、肌肉等结构生理性变化，因此，做微笑表情时还会有新的皱纹出现，并随年龄增长逐渐变得明显。

198. 外路眼袋去除术后为何有些人微笑时外眼角部位出现局部隆起？

有些人做眼袋外切术或者外路眶隔脂肪释放转移术后，经过一段时间恢复期，发现做微笑动作等表情活动时，外眼角部位出现局部隆起，表情显得异样，这是为何呢？

眼睑部位上、下方肌肉主要是眼轮匝肌，上、下方眼轮匝肌在内、外眼角处相连，形成闭环形肌肉束，这对于眼睛闭合和保护眼睛有重要作用。外路眼袋去除术如果选择肌皮瓣法或者联合瓣法，需要将切口下方肌肉切开，外侧部分肌肉需要切断，这样对于外眼角部位上、下方眼轮匝肌闭环结构有影响，肌肉束在外眼角部位闭环断裂，上、下方肌肉收缩力量缺乏连贯性。

外路眼袋去除术需要经切口向下方分离，显露眼袋脂肪并做相应处理，达到祛眼袋术后效果。外路眼袋去除术后眼轮匝肌收缩功能通常不受影响，做微笑动作等表情活动时，眼轮匝肌收缩，如果外眼角部位上、下眼裂匝肌闭环断裂后，上、下方肌肉收缩力量没有连贯性，外眼角下方肌肉收缩时就会产生局部隆起。认识到这一点后，如果在外路眼袋去除术过程中对下方眼裂匝肌进行特别处理，实现上、下方肌肉收缩连贯性，就会消除做微笑动作时外眼角下方局部隆起现象。

综上所述，外路祛眼袋如果选择肌皮瓣法或者联合瓣法，需要将切口下方的肌肉切开，外侧部分肌肉需要切断，这样对于外眼角部位上、下方眼轮匝肌闭环结构有影响，肌肉束在外眼角部位闭环断裂，上、下方肌肉收缩力量缺乏连贯性，外眼角下方肌肉收缩时就会产生局部隆起。

199. 眼袋外切术后为何部分人切口外侧有皮丘？

对于中、老年人眼袋类型，大多选择眼袋外切术，术后部分人切口外侧出现很小的皮肤凸起，称为"皮丘"，这是为何呢？

眼袋外切术过程中，在下眼睑上缘做皮肤切口，切口需要从外眼角继续向外侧脸颊方向延伸，起到适量切除下眼睑及外侧松弛皮肤效果。在眼袋去除术完成后，皮肤切口需要拉拢缝合，使切口重新愈合。在切口外侧，拉拢缝合的皮肤远端，部分人由于皮肤较薄，对合后可能出现轻微的皮肤皱褶和隆起，即我们所说的皮丘，皮丘很像竖起的猫耳朵或狗耳朵，因此被形象地称为"猫耳"或"狗耳"。

对于眼袋外切术后切口外侧出现的小皮丘，在术后恢复中期，瘢痕反应较明显时，由于瘢痕收缩反应，皮肤受牵拉让皱褶显现出来，因而皮丘较明显，恢复后期，随着瘢痕反应减弱，皮肤逐渐舒展，皮丘逐渐消失，或者变得不明显，局部变得平整。眼袋去除术恢复后期，少数人如果仍然存在小皮丘现象，可以选择微创手术对皮丘进行修整，修整后皮肤切口瘢痕稍延长，这也是眼袋去除术初期没有选择修整很小皮丘的原因。

综上所述，对于中老年人眼袋类型，多选择外切眼袋方法，术后部分人切口外侧出现很小皮丘，完全恢复后，皮丘逐渐消失，或者变得不明显，局部变得平整，少数人如果仍然存在小皮丘现象，可以选择微创手术修整。

200. 眼袋外切术后会不会看得出瘢痕？

眼袋外切术可以紧致下眼睑部位松弛皮肤与肌肉，改善皮肤皱纹，那么术后会不会看得出瘢痕呢？

眼袋外切术后在下眼睑睫毛根部会有一条皮肤切口瘢痕，瘢痕是皮肤受到一定程度损伤后切口愈合的必然过程。眼袋外切术后的切口瘢痕和其他部位切口瘢痕类似，都要经历一段时间的瘢痕恢复过程，恢复期有阶段性变化，包括早期瘢痕反应期、中期瘢痕相对稳定期和后期瘢痕成熟期。在皮肤切口恢复早期瘢痕反应阶段，有瘢痕颜色暗红，质地变硬现象，该现象通常在术后2周左右开始出现，到术后3个月左右过渡到相对稳定期，此时较近距离观察可以看到切口痕迹。在术后早期瘢痕反应阶段，可以适当进行面部化妆，用化妆品掩饰瘢痕，使瘢痕变得不明显。经历一段时间恢复，通常需要6个月或1年左右，从稳定期到成熟期，此时瘢痕逐渐变软，颜色苍白和正常皮肤颜色相近，只有仔细检查和辨认才能看得出眼袋外切术痕迹。

综上所述，眼袋外切术后皮肤切口瘢痕会经历一段时间恢复，瘢痕成熟以后，其质地与颜色和正常皮肤相近，较近距离通常不会看出瘢痕。

201. 眼袋外切术后早期是否需要抗瘢痕治疗？

眼袋外切术后下眼睑上缘会遗留皮肤切口瘢痕，术后早期是否需要抗瘢痕治疗呢？

为了让皮肤切口痕迹不明显，眼袋外切术后早期是否需要抗瘢痕治疗，需要根据个人情况决定。

由于下眼睑部位皮肤薄，血液循环丰富，切口愈合能力强，如果眼袋外切术过程中保守切除皮肤量，切口两侧张力小，皮肤切口容易快速顺利愈合。在这种情形下，切口愈合后瘢痕增生不明显，瘢痕成熟后，切口痕迹不明显。眼袋外切术时，为了掩盖皮肤切口痕迹，多数医生将皮肤切口设计在紧靠睫毛根部的睑缘和外侧上、下眼睑分界线位置，这样切口愈合后，切口痕迹不明显。另外，如果此种情形选择使用抗瘢痕药物，药物容易进入眼睛，引起眼睛不适。

对于天生下眼睑较厚，皮肤切口有瘢痕增生倾向的人，或者某些特殊情形有皮肤切口瘢痕增生倾向的人，如习惯饮食中草药养生的人，其皮肤切口瘢痕增生反应较普通人明显，眼袋外切术后可以选择采用抗瘢痕治疗。抗瘢痕治疗在切口愈合后1周左右开始，选择使用含有硅酮成分的瘢痕贴，贴敷在皮肤切口瘢痕位置，坚持使用一段时间，预防瘢痕增生，避免瘢痕增生引起的下眼睑轻度外翻，术后让皮肤切口痕迹逐渐变得不明显。

综上所述，眼袋外切术后早期是否需要抗瘢痕治疗，需要根据个人情况决定。

202. 眼袋外切术后如何选择和使用抗瘢痕材料？

为了改善眼袋外切术后切口瘢痕，有些人选择使用一些抗瘢痕材料，让切口痕迹不明显。那么，眼袋外切术后如何选择抗瘢痕材料呢？

目前抗瘢痕材料种类繁多，主要从材料成分和形态上区分。材料成分主要有硅酮类、激素类、中草药成分类等，目前硅酮类抗瘢痕材料应用较广泛。材料形态主要有凝胶类、软膏类、贴片类等，凝胶和软膏塑形性好，多用于不规则皮肤表面，贴片类多用于皮肤表面平坦易于粘贴部位。

眼袋外切术后皮肤切口邻近眼睛，如果选择凝胶和软膏类材料，材料成分容易扩散到眼睛，引起眼睛不适；相反，如果选择贴片类材料，则可以减少这种对眼睛的刺激。因此，眼袋外切术后除外眼角部位少量使用凝胶和软膏类材料外，多选择贴片类材料预防和治疗瘢痕。选择贴片类抗瘢痕材料还有以下优点：①增加下眼睑支撑力量，预防下眼睑外翻。②通过贴片对皮肤牵拉作用，提高皮肤切口愈合能力。③帮助下眼睑部位恢复平整形态等。目前贴片类材料商品名繁多，如疤痕敌、美皮护、减张贴、激素贴等，不同人可以根据情况选择使用。

眼袋外切术后抗瘢痕材料通常在皮肤切口愈合后开始使用，直到皮肤瘢痕增生反应逐渐消退停止使用，还可以根据个人瘢痕反应持续时间适当调整使用时间，过早使用抗瘢痕材料会影响切口愈合，过长时间使用抗瘢痕材料，治疗和预防瘢痕作用减弱或失去作用。因此，外切眼袋术后2周左右，皮肤切口愈合良好，开始使用抗瘢痕材料，直到术后3个月左右，瘢痕增生反应逐渐消退，应停止使用抗瘢痕材料，对于瘢痕增生反应期长的人可以适当延长使用时间。

综上所述，眼袋外切术后有些人选择使用一些抗瘢痕材料，除外眼角部位少量使用凝胶和软膏类材料外，多选择贴片类材料预防和治疗瘢痕，抗瘢痕材料通常在皮肤切口愈合后开始使用，直到皮肤瘢痕增生反应逐渐消退停止使用，还可以根据个人瘢痕反应持续时间适当调整使用时间。

203. 眼袋外切术后瘢痕消退过程如何？

当人们选择眼袋外切术时，术后瘢痕消退过程如何呢？

图2-1中标记的曲线图，反映了眼袋外切术后恢复期间切口瘢痕情况。从图2-1中可以看出，手术切口愈合开始也是瘢痕形成开始时间，术后2周左右开始瘢痕反应越来越明显，表现为瘢痕发红和变硬现象，称为瘢痕增生期。术后3个月左右，瘢痕增生达到顶峰，然后缓慢消退，6个月消退明显。术后1年左右，瘢痕逐渐稳定，颜色苍白和正常皮肤颜色接近，质地柔软和正常皮肤接近，所以不容易被看出来。

皮肤切口瘢痕愈合过程类似，由于每个人体质、生活环境、饮食习惯不同，变化时间稍有差异。另外，局部是否使用抗瘢痕药物对瘢痕反应时间大多没有显著影响，多数抗瘢痕药物主要在术后3个月内，瘢痕增生活跃期使用，有利于抑制瘢痕增生，改善瘢痕形态。

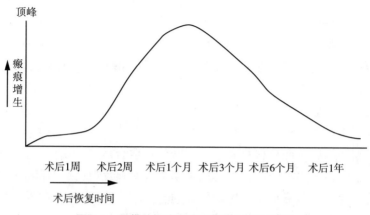

图2-1　眼袋外切术后瘢痕消退过程曲线图

204. 眼袋外切术后皮肤切口痕迹多久能消退？

眼袋外切术后会在下眼睑部位遗留皮肤切口痕迹，人们会问："这种痕迹多久能够消退呢？"

眼袋外切术皮肤切口通常选择在下眼睑上缘的睫毛根部，内侧到达邻近内眼角部位，外侧到达外眼角部位后稍向外侧再根据情况延伸长度。因此，这些部位都会遗留皮肤切口痕迹。

眼袋外切术皮肤切口痕迹实质是皮肤切口愈合瘢痕，同身体其他部位皮肤切口愈合瘢痕一样，都会经历一段瘢痕演变时期，直到瘢痕成熟。人体皮肤切口愈合瘢痕共同经历瘢痕演变时期分为形成期、增生反应期、塑形期、成熟期，不同时期经历时间不同，每个时期瘢痕结构特点和表现也不同。在瘢痕演变时期中，增生反应期表现典型，也最受关注。瘢痕增生反应期通常在切口愈合后2周左右开始，1个月左右达到高峰，延长到3个月左右，其后反应逐渐减弱，过渡到瘢痕塑形期。增生反应期是瘢痕旺盛生长阶段，瘢痕质地坚韧，颜色紫红，突出皮肤表面，瘢痕部位有紧绷感，偶有刺痛，接触高温环境时，这些感觉更明显。当瘢痕演变到达成熟期，通常瘢痕愈合6个月以后，瘢痕反应逐渐消退，瘢痕质地变软和皮肤质地接近，瘢痕颜色苍白和皮肤颜色接近，看不到明显痕迹。

需要说明的是，当皮肤切口瘢痕成熟后，切口痕迹和正常皮肤接近，切口痕迹消退，如果不贴近仔细观察，通常不容易被发现，痕迹也不会完全消失。

综上所述，眼袋外切术后皮肤切口痕迹在切口愈合6个月以后，瘢痕反应逐渐消退，达到成熟期，皮肤切口痕迹逐渐消退。

三、内切＋外切结合眼袋去除术

205. 何谓内切＋外切结合眼袋去除术？

在传统眼袋内切术和眼袋外切术基础上，近年来发展了一种内切＋外切结合眼袋去除术，该方法有独特优点。那么，何谓内切＋外切结合眼袋去除术呢？

内切＋外切结合眼袋去除术是眼袋内切术和眼袋外切术的结合，兼有两种方法特点。

（1）眼袋内切术过程：在内切＋外切结合眼袋去除术中，通常先完成眼袋内切术。该手术过程中，在下眼睑内侧做结膜切口，根据眼袋情况对眼袋脂肪进行相应处理。如果以眼袋脂肪膨隆为主，只需要切除部分眼袋脂肪；如果眼袋脂肪膨隆伴有明显泪沟，则需要进行内路眶隔脂肪释放转移术处理眼袋脂肪。眼袋内切术过程类似内路眼袋去除术，术后下眼睑内侧结膜切口多不缝合，自然愈合，不需要拆除内切切口缝合线。

（2）眼袋外切术过程：眼袋外切术过程通常在完成眼袋内切术后开始，该手术过程不同于传统眼袋外切术，其中切口长度，是否对深层肌肉等软组织处理等，需根据眼袋情况做相应变化。在内切＋外切结合眼袋去除术中，通常皮肤切口长度要短，主要做下眼睑外侧皮肤切口，避免了下眼睑内侧和中央皮肤切口瘢痕，术后对面部容貌影响小，更容易让人接受。该方法中，可以对深层肌肉不做处理，手术损伤轻、术后恢复快，也可以根据情况对下眼睑外侧肌肉和筋膜进行相应处理，包括肌肉切除和筋膜紧致等，矫正下眼睑深层软组织松弛、下垂现象。

综上所述，内切＋外切结合眼袋去除术并非简单的两种手术步骤叠加，是两种手术紧密结合，优势互补，增强祛眼袋术后效果。该方法既可以改善术后早期恢复效果，降低手术风险，又可以满足一些对眼袋去除术有特殊需求的受术者。

206. 内切＋外切结合眼袋去除术技术如何？

随着人们对眼袋去除术技术的理解和医学的发展，如同微创双眼皮方法的出现，有没有一种介于眼袋内切术和眼袋外切术之间的祛眼袋方法呢？

内切＋外切结合眼袋去除术是做较小的皮肤切口，结合眼袋内切术和眼袋外切术特点，达到切除部分下眼睑脂肪和下眼睑松弛皮肤的方法，从而改善脂肪膨出引起的下眼睑软组织隆起，同时切除少许下眼睑皮肤，改善下眼睑皱纹，紧致下眼睑皮肤和肌肉，使下眼睑恢复年轻化外观。

内切＋外切结合眼袋去除术结合了眼袋内切术和眼袋外切术的优点主要有以下两个方面：一方面，皮肤切口长度约1cm，切口瘢痕小且隐藏在下眼睑不明显的部位，术后切口痕迹不明显，很适合中年女性和中年男性祛眼袋者；另一方面，术中可以根据下眼睑松弛和皱纹情况考虑切除少量皮肤，没有像眼袋外切术一样切除较多皮肤，减少了下眼睑外翻的手术风险，手术相对安全。微创眼袋去除术主要适合于中年人，对于年轻人可以选择无痕眼袋去除术，对于有明显皮肤松弛和较多皱纹的老年人需要选择眼袋外切术。另外，内切＋外切结合眼袋去除术结合了眼袋内切术和眼袋外切术的特点，只有熟练掌握两种手术方法才能准确把握微创祛眼袋技术。

综上所述，微创内切＋外切结合眼袋去除术的特点是皮肤切口小、术后切口痕迹不明显、术后恢复快，该方法主要适宜于中年人。

207. 内切＋外切结合眼袋去除术有何优点？

近年来发展的内切＋外切结合眼袋去除术，与传统眼袋去除术相比较，有何优点呢？

（1）术后恢复快：内切和眼袋外切术的主要区别在于，前者在下眼睑内侧做结膜切口，后者在下眼睑表面做皮肤切口。内切祛眼袋方法保持了下眼睑前层皮肤和肌肉完整，组织损伤轻，术后恢复快；相反，眼袋外切术损伤了下眼睑前层肌肉、皮肤等软组织，增加了下眼睑部位软组织损伤程度，术后恢复慢。内切＋外切结合眼袋去除术过程中，内切眼袋去除术操作过程类似单纯眼袋内切术，眼袋外切祛除术操作过程可以选择性对下眼睑前层肌肉、皮肤等软组织进行处理，因此，软组织损伤程度较眼袋外切术轻，其术后恢复快慢也介于眼袋内切术和眼袋外切术之间，避免了传统眼袋外切术后恢复期较长。

（2）外观效果好：内切＋外切眼袋去除术通常选择在下眼睑外侧做皮肤切口，较传统眼袋外切术选择的皮肤切口长度短，只有下眼睑上缘长度的1/3～1/2，而且皮肤切口瘢痕距离面部中线较远，部分隐藏在外眼角部位，术后皮肤切口痕迹不明显，外观效果好。另外，该方法能够切除部分松弛、下垂的皮肤，对矫正下眼睑松弛有很好的效果，术后显得年轻，外观效果好。

（3）手术风险降低：外科手术都存在各种手术风险，手术风险与手术操作范围、对组织损伤程度、对邻近重要组织器官影响程度、手术时长等有关。眼袋内切术和眼袋外切术比较，前者手术风险相对较低，而眼袋外切术较常见的手术风险是下眼睑外翻。内切＋外切眼袋去除术风险介于两者之间，手术过程中可以保持下眼睑部位肌肉完整，选择性少量切除皮肤，在降低了术后下眼睑外翻风险的同时，也降低了其他手术风险，保障手术安全。

综上所述，近年来发展的内切＋外切结合眼袋去除术结合了单纯眼袋内切术和外切术优点，又摒弃了各自缺点。

208. 内切＋外切结合眼袋去除术适宜哪些人群?

内切＋外切结合眼袋去除术虽然有众多优点，但不是所有祛眼袋的人们都适合该方法。那么，内切＋外切结合眼袋去除术适宜哪些人群呢？

选择内切＋外切结合眼袋去除术主要由两方面因素决定：一是眼袋特征适宜选择该方法，这属于客观条件；二是接受眼袋去除术的人结合生活情况自愿接受该方法，这属于主观条件。

（1）客观条件：不同人眼袋在下眼睑部位表现特征不同，而且有眼袋的人年龄跨度大，其眼袋表现类型千差万别。年轻人眼袋多以脂肪膨隆为主；中、老年人眼袋多以下眼睑松弛、下垂，有皮肤皱纹，或者伴有脂肪膨隆为主；无论年轻人还是中、老年人眼袋都可能存在泪沟凹陷，相比较而言，中、老年人伴有泪沟表现居多。对于下眼睑松弛、下垂，有皮肤皱纹的人来说，适宜于选择眼袋外切术，从下眼睑上缘切除部分多余皮肤，也可以切除或不切除肌肉，紧致下眼睑，改善或消除皱纹。内切＋外切结合眼袋去除术适宜于下眼睑松弛、下垂，有皮肤皱纹的眼袋类型，这种眼袋类型多见于中、老年人。

（2）主观条件：人们社会生活环境不同，角色不同，对同一事物的看法和态度也不同。有些人比较敏感细致，有些人比较粗犷大略，有些人介于两者之间，比较随和中肯等，因此，人们对于眼袋去除术的认知各不相同。内切＋外切结合眼袋去除术优点众多，包括手术损伤轻，术后恢复快，术后皮肤切口痕迹不明显，有效改善下眼睑松弛、下垂，改善下眼睑皱纹，手术风险低等。有些人眼袋类型可以选择单纯眼袋外切术，由于思想倾向保守，考虑到内切＋外切结合眼袋去除术的优点，折中选择该手术方法。

综上所述，内切＋外切结合眼袋去除术选择主要由主客观条件决定的，从客观条件上来说，主要适宜于有眼袋表现的中、老年人群；从主观条件来说，主要适宜于根据自身社会生活情况、性格特征、自愿选择的人群。

209. 如何解决眼袋内切术和外切术选择的疑惑？

目前，国内外针对已经形成的眼袋仍然以手术切除为主，尽管手术方法多样，从手术途径来说，主要分内路和外路眼袋去除术。

眼袋内切术和眼袋外切术都有较严格的适应证，两种方法各有利弊。当人们刚刚步入中年，就有明显的眼袋，同时出现下眼睑细小皱纹，静止状态下不明显，在微笑时明显。此时，对是否选择内切还是外切眼袋的方法感到疑惑，以下几种因素可以帮助权衡：一是目前社会生活节奏快，人们都希望术后尽快恢复，早日回到工作岗位；二是为了保护个人隐私，术后不希望别人看到手术切口的痕迹；三是希望手术更安全，风险更小；四是明白眼袋去除术只是维持一段时间，5～10年后眼袋还会出现，皮肤皱纹也会增多；五是术前顾虑较多，影响自己做眼袋去除术的决心和信心；六是愿意接受术后下眼睑部位仍然存在少许细小皱纹的效果。以上几个因素会让人首先考虑选择眼袋内切术。当然，对于术后有足够时间休养，希望切除眼袋同时紧致皮肤、改善皮肤皱纹的人，也可以选择眼袋外切术。

综上所述，近年来发展的内切＋外切结合眼袋去除术对于摇摆于内切和外切选择疑惑的人们提供了一条新的选择途径。内切＋外切结合眼袋去除术在眼袋内切术的基础上，选择部分外切，两者兼顾，可以帮助人们解除选择疑惑。

210. 选择眼袋外切术还是眼袋内切术的影响因素有哪些？

对于不同人眼袋特点，选择眼袋外切术还是内切术，有很多影响因素。那么，两种方法选择有哪些影响因素呢？

选择眼袋外切术还是内切术的主要因素分为客观因素和主观因素，次要因素可以作为参考因素。

（1）客观因素：主要是指眼袋的客观表现所决定的选择眼袋去除术因素。不同人眼袋各具特点，但是总体上分为以眼袋脂肪脱垂引起的下眼睑部位软性包块样隆起表现，以皮肤和肌肉松弛、下垂引起的皮肤皱纹表现，或者有上述两种特征混合在一起的表现。少数老年人有眼袋脂肪萎缩、下眼睑部位凹陷等特殊表现类型。当眼袋表现为下眼睑松弛、下垂，皮肤有明显皱纹时，需要选择眼袋外切术；相反，没有皮肤皱纹表现时，可以选择眼袋内切术。

（2）主观因素：主要是指受术者个人意愿所决定的选择眼袋去除术因素。不同人性格特征、社会生活环境、职业特征等均不同，对术后要求也不同。有些人有性格偏保守、职业敏感、休息时间不够充足、术后不希望被其他人发觉等情形时，可以选择术后恢复快、外观看不到痕迹的眼袋内切术；与上述情形相反，有眼袋外切术客观因素存在时，可以选择眼袋外切术。

（3）次要因素：是指除了上述客观和主观因素外，有些其他因素也会影响眼袋去除术的选择。比较常见的次要因素是年龄因素，因为人们到了中年以后，随着年龄增长，下眼睑部位皮肤都会逐渐出现松弛、下垂，尤其是40岁以后，这种现象比较明显，所以40岁以后多选择眼袋外切术。其他因素如身体健康状况、个人体质等也会影响眼袋去除术的选择。如果是健康状态欠佳的人，可以选择创伤小、恢复快的眼袋内切术；如果是皮肤有瘢痕体质倾向的人，可以选择术后外观看不到痕迹的眼袋内切术。

综上所述，对于不同人眼袋类型，选择眼袋内切术还是眼袋外切术，抑或内切＋外切结合眼袋去除术，有很多影响因素。总之，选择眼袋去除术的主要因素分为客观因素和主观因素，次要因素可以作为参考因素。

211. 适宜眼袋外切术选择内切术好不好？

有些人对眼袋外切术后切口痕迹和恢复期稍长有顾虑，本来应行眼袋外切术，如果选择眼袋内切术好不好？

中、老年人不同于年轻人眼袋类型，除了有眼袋脂肪脱垂、下眼睑部位软性丘壑样隆起表现外，多伴有下眼睑松弛，有皱纹，或者有泪沟表现。中、老年人由于面部软组织逐渐萎缩、变薄，其中组织结构中弹性纤维成分逐渐消失，皮肤等软组织逐渐缺乏弹性，出现皮肤逐渐松弛、下垂现象。

年轻人皮肤和肌肉弹性好，当年轻人选择眼袋内切术时，术后皮肤和肌肉弹性回缩，不会出现新皱纹；相反，中、老年人皮肤、肌肉弹性弱，选择眼袋内切术时，术后皱纹改善不明显，而且由于皮肤弹性回缩能力弱，还可能会增加新的皮肤皱纹。中、老年人如果选择眼袋内切术，可以改善眼袋脂肪脱垂引起的眼袋表现，能够有一定程度的祛眼袋效果，但是很难达到彻底祛眼袋效果。

综上所述，中、老年人眼袋类型如果选择眼袋内切术虽然有一定程度改善眼袋的效果，但是很难较彻底改善下眼睑皱纹，术后效果大打折扣。新近发展的内切＋外切结合眼袋去除术不失为一个很好的选择。

212. 内切＋外切结合眼袋去除术有哪些关键环节？

有些人根据眼袋类型和自身情况，选择内切＋外切结合眼袋去除术，那么手术过程包括哪些关键环节呢？

（1）术前标记：术前标记包括两部分内容，一是眼袋范围标记，二是皮肤切口和预计切除皮肤宽度标记。标记时受术者选择坐立位，使眼袋能够充分显现出来。眼袋脂肪膨隆部位通常为内侧和中央，少数人外侧眼袋脂肪也有凸起，便于手术过程中识别和切除。

（2）局部麻醉：手术开始前完成两侧下眼睑部位局部浸润麻醉，将局麻药注射到手术区域，避免手术过程中受术者产生疼痛不适。

（3）做下眼睑结膜切口：内切＋外切结合眼袋去除术先开始眼袋内切术环节，在下眼睑内侧做小切口，然后经过切口，钝性分离到眼轮匝肌后间隙，便于暴露眼袋脂肪。

（4）眼袋脂肪处理：充分显露眼袋脂肪后，先适量切除内侧眼袋脂肪，再适量切除中央部分眼袋脂肪，最后根据情况适量切除外侧部分眼袋脂肪。在眼袋内切术脂肪处理环节，还可以根据个人情况增加其他手术方式，如眶隔紧致术、眶隔脂肪释放转移术等。眼袋脂肪处理完成后，检查下眼睑深层筋膜平面平整，创面止血彻底，结膜切口对合整齐。

（5）外切眼袋环节：完成眼袋内切术环节后，开始外切眼袋环节。受术者睁眼仰视状态下，根据术前预估切除皮肤宽度，从下眼睑外侧上缘修剪或者切除一条适宜宽度的松弛皮肤，然后缝合切口。眼袋外切术过程中，还可以根据个人情况，增加外侧肌肉部分切除术和筋膜悬挂术，紧致下眼睑。

（6）检验效果：两侧眼袋手术完成后，受术者先取仰卧位，再取坐立位检验术后效果，两侧下睑光滑平整，无明显眼袋残留，无明显凹陷，无下眼睑外翻，无眼睛下方露白等现象视为效果满意。

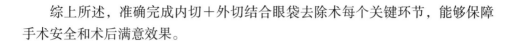

综上所述，准确完成内切＋外切结合眼袋去除术每个关键环节，能够保障手术安全和术后满意效果。

213. 内切＋外切结合眼袋去除术为何先做内切术？

内切＋外切结合眼袋去除术中，为何先做眼袋内切术，后做外切术呢？

眼袋去除术首要解决的问题是矫正眼袋脂肪脱垂，改善或消除下眼睑部位脂肪膨隆现象。

眼袋内切术主要目的是对眼袋脂肪进行相应的处理，适用于以眼袋脂肪脱垂为主要表现的眼袋类型。对于眼袋脂肪脱垂为主要表现的眼袋，可以通过眼袋内切术，从下眼睑内侧做结膜切口对脂肪进行相应处理，包括脂肪部分切除术、脂肪释放转移术等操作，手术径路相对简单、直接，能够达到良好的祛眼袋效果。因此，在内切＋外切结合眼袋去除术中，把眼袋内切术放在优先和主要位置，先开始做内切眼袋环节，就能够解决眼袋主要问题。

眼袋外切术主要目的是对下眼睑部位松弛皮肤和肌肉进行处理，矫正下眼睑肌肉和皮肤松弛、下垂现象，改善或消除皮肤皱纹。中、老年人眼袋除了部分眼袋脂肪膨隆表现外，还表现为下眼睑松弛，有皱纹，此时可以选择眼袋外切术，切除部分多余的皮肤和肌肉，增强祛眼袋效果。在内切＋外切结合眼袋去除术中，眼袋外切过程处于辅助位置，在眼袋内切术基础上，增强祛眼袋术后效果。此时，如果先开展眼袋外切环节，等同于实施单纯眼袋外切术，就没有必要再实施眼袋内切术，失去了内切＋外切结合眼袋去除术的优势。

综上所述，内切＋外切结合眼袋去除术中，并不是两种方法的叠加，而是两种方法的主辅结合，优势互补。选择先做内切术，后做外切术，可以增强祛眼袋术后效果。

四、眶隔脂肪释放转移术

214. 哪些类型眼袋需要做眶隔脂肪释放转移术？

伴随着眼袋的出现，部分人在下眼睑的内侧也会出现泪沟。泪沟的出现与多种因素有关，其中最常见的原因是与眼袋形成相关，在眼袋形成以后，因为眼周组织结构的关系变化，隆起的眼袋和面颊中部之间形成明显界限，有台阶样凹陷因而出现泪沟。

对于年轻人有眼袋同时伴有泪沟者主要与家族遗传的组织结构有密切关系，有时甚至泪沟比眼袋表现更明显。在年轻人眼袋去除术中，如果泪沟不明显，在单纯内路切除眼袋后，随着这种台阶样变化减轻，泪沟自然得到改善；相反，如果泪沟明显，单纯内路眼袋切除术不能从根本上消除泪沟，则需要选择内路眶隔脂肪释放转移术，将转移眶隔脂肪填充泪沟凹陷，消除泪沟，增强祛眼袋术后效果。

对于中、老年人来说，除了眼袋形成因素容易形成泪沟表现外，还由于面部各种组织萎缩，软组织松弛、下垂，眶下缘组织移位，眼睛下方和中面部之间形成明显界限，也会加深泪沟，使泪沟的范围明显扩大。对于中老年人眼袋类型，单纯切除眼袋脂肪并不能消除泪沟，需要将眶膈脂肪充分释放下移，用来填充消除泪沟，增强祛眼袋术后效果。

综上所述，对于不同人眼袋类型，并不是都应该做眶膈脂肪释放转移术，只有部分人泪沟明显时需要做此手术，以达到理想的手术效果。

215. 年轻人泪沟是否都需要做眶隔脂肪释放转移术？

有些年轻人随着眼袋的出现，在眼袋下方也会出现不同程度的泪沟，那么对于此类年轻人是否都需要实施眶隔脂肪释放转移术来改善泪沟呢？

在眼袋的下方，由于隆起的眼袋和其下方组织形成台阶样效应，因此，会出现不同程度的弧形凹陷，类似沟槽样改变，也称泪沟。因为每个人下眼睑组织结构不同，所以形成泪沟的原理、泪沟外形和深浅程度也不同。其主要原因是下眼睑眶隔脂肪膨出，在皮肤表面表现为软的包块样隆起，其下方就会有凹陷的泪沟。泪沟形成另一个重要因素是眼袋下方眼眶部位和面颊部位之间存在组织间隔，由束带样组织纤维将上、下方进行分隔。在年轻人中，面部软组织饱满充盈，这种间隔表现不明显；在中、老年人中，面部软组织萎缩和下垂后，这种间隔表现更明显，泪沟表现也更明显。

对于泪沟比较浅的人，部分切除膨出的眶隔脂肪，泪沟就会自然改善或者消失。对于有些因为先天性组织结构特点，泪沟较深的人，部分切除眶隔脂肪时，泪沟不能完全消失，因此需要同时做眶隔脂肪释放转移术填充泪沟，能够增强祛眼袋术后效果。由于人们面部两侧组织结构不完全一致，甚至部分人两侧眼袋泪沟表现均不同，一侧只要切除部分眶隔脂肪就能达到良好效果，而对侧需要做眶隔脂肪释放转移术才能达到两侧对称的良好效果。

综上所述，年轻人因为有不同的眼袋和泪沟类型，其手术方法也不同，不是都需要做眶隔脂肪释放转移术，甚至同一个人两侧眼袋和泪沟的处理方法都不同。

216. 年轻人眼袋需要做眶隔脂肪释放转移术的适应证是什么？

眶隔脂肪释放转移术主要适宜于有明显泪沟凹陷的人，那么做眶隔脂肪释放转移术的适应证是什么？

年轻人眼袋表现有以下两种情形时可以选择做内路眶隔脂肪释放转移术。

（1）泪沟明显：在以往传统的眼袋去除术时，人们对于泪沟概念并不熟悉，近年来随着人们对面部美容的进一步认识和医学技术的发展，提出了泪沟问题和相应的解决方法。泪沟出现会让眼袋更明显，也影响中面部整体饱满的年轻容貌，改善或消除泪沟是下眼睑部位年轻化的重要组成部分。祛眼袋同时消除泪沟，能够增强祛眼袋术后效果，使下眼睑部位整体显得年轻。眶隔脂肪释放转移术的引进和发展主要为了改善或消除泪沟，因此，当年轻人眼袋表现同时伴有明显泪沟时，可以选择做眶隔脂肪释放转移术，增强祛眼袋术后效果。

（2）微笑时泪沟明显：泪沟构成的三要素是眼袋脂肪脱垂、眼眶下方条索样韧带、面部中部软组织下垂。年轻人面部软组织不同于中、老年人，其中面部软组织下垂不明显。在有些人这种内在因素并不会表现出来，当人们做微笑表情时，下眼睑部位肌肉（眼轮匝肌）收缩，挤压眼袋脂肪，此时如果眼袋和泪沟变得更明显，说明韧带对泪沟形成起重要作用，需要选择做眶隔脂肪释放转移术，手术过程中断开这部分韧带，消除其对泪沟形成的影响，祛眼袋同时改善或消除泪沟。

综上所述，年轻人眼袋表现同时伴有明显泪沟，或者微笑时泪沟明显，可以选择做眶隔脂肪释放转移术。

217. 为何中、老年人祛眼袋多选择眶隔脂肪释放转移术？

近年来，随着医学技术的发展，以及对面部老化机制的进一步认识，对中、老年人眼袋多选择眶隔脂肪释放转移术，这是为何呢？

眶隔脂肪释放转移术尤其适用于中、老年人眼袋和泪沟表现，主要由以下两个方面因素决定。

（1）人们到了中年以后，随着年龄增长，机体分解代谢高于合成代谢，人体组织逐渐消耗和萎缩（除了某些影响因素延缓这些生理变化），在面部呈现出凹陷和下垂的老化现象，这是自然规律。在眼睛周围，眼球下方眶隔脂肪也同样经历这样的生理变化，虽然有眼袋表现，眶隔脂肪本身逐渐萎缩，但并不是真正意义上的眶隔脂肪多余，所以需要对本来已经萎缩的眶隔脂肪适当保留，避免切除眶隔脂肪后形成眼窝凹陷，将眶隔脂肪部分或全部释放转移，填充泪沟凹陷，增强眼袋去除术效果。

（2）中老年人软组织逐渐萎缩缺乏弹性，支撑力量减弱，由于重力作用软组织逐年下垂，眼睛下方软组织下垂容易形成中面部空虚和凹陷。在眼袋去除术时，将眶隔脂肪部分或全部释放转移补充中面部因软组织下垂形成的空虚和凹陷，能够让中面部变得饱满，达到面部年轻化综合治疗的目的，一举多得。

综上所述，对于中老年人眼袋，由于面部软组织逐年萎缩和下垂特点，在祛眼袋同时将眶隔脂肪部分或全部释放转移，填充泪沟，补充中面部空虚和凹陷，达到面部综合年轻化治疗，增强眼袋去除术后效果，一举多得。

218. 眶隔脂肪释放转移术后外观是否有手术痕迹？

近年来，眶隔脂肪释放转移术应用越来越多，该技术是将泪沟上方部分或全部眶隔脂肪释放，转移后填充在泪沟凹陷部位，达到消除泪沟凹陷的目的。

有泪沟表现的眼袋类型可以是年轻人眼袋类型，也可以是中、老年人眼袋类型，其中中、老年人因为面部软组织不断松弛、下垂，泪沟表现较多见，同时伴有下眼睑皮肤松弛和皱纹，而年轻人眼袋，无明显皮肤松弛和皱纹。根据以上特点，年轻人可以选择结膜切口（内切）进行眶隔脂肪释放转移术，而中、老年人为了同时矫正松弛的皮肤和改善皱纹，需要选择皮肤切口（外切）。如果选择内切同时眶隔脂肪释放转移术，术后外观无手术痕迹，类似眼袋内切术；相反，如果选择外切同时眶隔脂肪释放转移术，需要在下眼睑上缘做皮肤切口，术后遗留手术痕迹。

综上所述，眶隔脂肪释放转移术可以选择内切术，也可以选择外切术，内切术后外观无手术痕迹，而外切术后在下眼睑睫毛根部有手术痕迹。

219. 为何做眶隔脂肪释放转移术时少数人有瞬间过电样感觉？

在眶隔脂肪释放转移术过程中，少数人手术部位有瞬间过电样感觉，这是为何呢？

在眼睛下方深层是骨性框架结构，骨性结构上方是眼窝，眼窝内容纳眼睛，眼睛下方骨性结构上缘称为眶下缘。在眶下缘中央部位，再向下约1cm位置，骨性结构中有一圆孔，称为眶下孔。每个人眶下孔位置各不相同，有些偏高，有些偏低，多数居中，也有可能稍偏左或偏右等，变化较大。从眶下孔中，有一束神经和血管穿出，此神经被称为眶下神经，是一支头面部感觉神经，以一支主干出孔后分散成细小分支，伸入到中面部骨性结构前方（浅层）各种软组织中。这些细小分支末梢接受中面部各种感觉刺激，包括疼痛觉、触觉、压力觉等。

在眶隔脂肪释放转移术过程中，需要在贴近骨性眶下缘处分离空隙，形成容纳和固定释放脂肪的空间。目前眶下缘分离方法主要是骨膜上分离和骨膜下分离，有可能触碰到眶下神经主干。手术器械如镊子或剪刀尖端等触碰到眶下孔穿出的眶下神经主干时，神经就会将这种接触刺激传输到大脑，形成一种瞬间"过电样"感觉，并且不自主或不受控制地出现保护性摇头或摆头动作。

在接受眶隔脂肪转移术前，如果受术者事先知道这种可能发生的现象，一旦偶尔出现上述"过电样"感觉，在手术过程中就不会引起紧张，一方面和手术医生说明此种感觉；另一方面控制自己摇头或摆头动作，避免手术器械误伤到周围软组织，从而损伤神经和血管等重要组织，保障手术安全。

综上所述，在眶隔脂肪释放转移过程中，少数人在手术部位有瞬间"过电样"感觉，这是手术器械触碰到眶下神经主干时，形成的一种瞬间感觉。

220. 眶隔脂肪释放转移术过程中为何会有碰到骨头的感觉？

在眶隔脂肪释放转移术过程中，受术者会有手术器械碰到骨头的感觉，这是为何呢？

眶隔脂肪释放转移术释放转移的眶隔脂肪需要被容纳在组织间隙内，目前常用的组织间隙为骨膜上间隙和骨膜下间隙。

（1）眶隔脂肪释放转移到骨膜上间隙：在中面部前方位置，面部骨性结构为上颌骨，属于坚硬骨质，此处骨膜上间隙就是上颌骨的骨膜上间隙。人们面部正常生理结构是软组织紧密附着在骨性结构上，在骨性结构表面有一层薄膜样组织，如薄层丝绸样紧密包裹在骨质表面，称为骨膜。骨膜和骨质紧密相连，也是骨质结构和浅层软组织结构的连接媒介。骨膜对骨质有重要作用，包括提供骨质营养、保护骨质结构、对骨质再生修复。眶隔脂肪释放转移到骨膜上间隙，是隔着骨膜在上颌骨前面手术分离间隙，以容纳释放转移的眶隔脂肪。眼袋去除术通常是局部麻醉手术，虽然手术感觉不到疼痛，但是对于各种接触和牵拉感觉仍然存在，当手术过程中分离骨膜上间隙和眶隔脂肪缝合固定时，使用各种金属手术器械如镊子、钳子、持针器和缝针等都会隔着薄层骨膜碰到上颌骨。

（2）眶隔脂肪释放转移到骨膜下间隙：眶隔脂肪释放转移术过程中要将薄层骨膜从坚硬的骨质中分离，产生容纳空间，此时要用金属剥离器械，称为骨膜剥离子。将薄层骨膜从上颌骨表面撬起来，坚硬的骨膜剥离子就会对骨质产生摩擦，使用各种金属手术器械会直接碰到上颌骨。

综上所述，眶隔脂肪释放转移术过程中，要分离间隙容纳和固定眶隔脂肪，无论是骨膜上间隙还是骨膜下间隙，手术操作使用的金属器械都会接触上颌骨，因而产生碰到骨头的感觉。

221. 眶隔脂肪释放转移术固定在骨膜上和骨膜下间隙有何区别？

目前，眶隔脂肪释放转移术固定位置主要分为骨膜上和骨膜下间隙，这两者有何区别呢？

在眶隔脂肪释放转移术过程中，需要将转移脂肪固定到泪沟凹陷部位，而泪沟凹陷部位软组织是紧密联系在一起的，这就需要通过手术分离方法创造间隙或者空间来容纳释放转移的脂肪。目前，用来容纳眶隔脂肪两种间隙之间的区别如下。

骨膜是一薄层致密纤维组织，就像丝帛一样包裹在人体骨面，骨膜薄而坚韧，内含丰富毛细血管和细胞，对骨质起保护和营养作用。骨膜分为两面：一面和骨质紧密相连；另一面和周围的软组织紧密相连，是骨质和软组织之间媒介。骨质和骨膜之间存在天然间隙，通常情况下骨膜和骨质紧密相连，不宜分离，只有坚硬金属器械如专用骨膜剥离子，才能将骨膜和骨质分离，形成骨膜下间隙。

骨膜上间隙是从骨膜非接触骨质的表面，也是骨膜和软组织相连部位，在骨膜和骨质没有分离情况下，通过手术分离形成间隙。通常情况下，骨膜和软组织相连一面有网络样纤维联系，广泛分布有细小神经血管网等。如果需要形成骨膜上间隙，就需要切断这些纤维联系，形成软组织空间。

在眼眶正下方是上颌骨部位，上颌骨的骨膜同样存在上述特点。在眶隔脂肪释放转移术过程中，需要将释放转移的眶隔脂肪固定在上颌骨的骨膜上或骨膜下间隙。与身体其他部位骨膜结构不同的是，在眼眶下缘有泪沟韧带存在，由于韧带像条索一样拦在眼袋和中面部之间，是构成泪沟主要因素之一，而眶缘韧带附着在骨膜和软组织之间。在分离骨膜上间隙时可以将部分眶缘韧带离断，消除了眼袋和中面部之间阻隔，让两者自然过渡，消除泪沟效果更持久、更自然。

从眶隔脂肪释放转移术过程来看，骨膜上间隙形成需要离断一些软组织，包括眶缘韧带和部分眼轮匝肌止点，切断细小血管纤维束，组织创伤较明显，有少量出血和淤血现象，术后早期肿胀较明显。骨膜下间隙分离相对简易，产生天然间隙，组织损伤小，术后早期肿胀不明显。虽然有文献报道两种间隙填充效果接近，但是也发现骨膜上间隙形成过程中切断了泪沟韧带和部分眼轮匝肌止点，使眼睛下方和中面部过渡更自然，填充泪沟远期效果会更好。

综上所述，眶隔脂肪释放转移术过程中，释放转移脂肪可以固定在骨膜上和骨膜下间隙，两种间隙各有优缺点，可以根据个人情况选择采用。

222. 为何做眶隔脂肪释放转移术填充泪沟麻醉时有上嘴唇麻木感觉？

对于有泪沟表现的眼袋，常选择眶隔脂肪释放转移术填充泪沟，手术过程中对下眼睑部位的局部麻醉常会引起上嘴唇短暂性麻木，这是为何呢？

面部感觉是各种刺激信号通过面部感觉神经传导到大脑，然后在大脑形成疼痛、牵拉、触压等感觉，这些感觉神经好比传导电流的电缆一样在面部广泛分布。在中面部眼睛和嘴巴之间分布的感觉神经主要是眶下神经，该神经从眼眶下方的骨性小孔穿出，然后分发成细小分支广泛分布于中面部皮肤等软组织中，接受中面部的各种感觉信号，形成大脑对该部位不同刺激的感觉。局部麻醉药的作用是阻断这些感觉神经的信号传导，在传导神经周围注射一定剂量的局部麻醉药后，感觉神经中断对刺激信号传导，大脑在一段时间内不会形成疼痛等感觉，减轻或消除了手术过程中的刺激信号传导，从而减轻或避免了受术者疼痛和不适，为手术过程提供便利。

在眶隔脂肪释放转移术填充泪沟过程中，要在眼眶下方注射足够量的局部麻醉药，避免手术刺激引起的疼痛和不适，这种麻醉方法称为局部浸润麻醉。在眼眶下方注射局部麻醉药时，药物会扩散到眶下神经孔位置，从而此处穿出的感觉神经同样受到麻醉作用，眶下神经被麻醉后，其对中面部刺激信号传导作用减弱或消失，形成感觉麻木现象。因为上嘴唇的感觉传导也是由眶下神经完成，所以上嘴唇虽然不受手术本身刺激，其感觉传导信号也受影响，从而产生上嘴唇麻木的感觉。由于局部注射一次麻醉药后通常维持麻醉效果时间在3～4小时，当药物作用逐渐消失后，感觉神经重新恢复刺激信号传导，各种感觉逐渐恢复。

综上所述，在做眶隔脂肪释放转移术填充泪沟过程中，由于眶下神经受局部麻醉药的影响，对中面部刺激信号传导减弱或消失，上嘴唇部位会出现麻木现象。

223. 眶隔脂肪释放转移术和玻尿酸填充泪沟有何区别？

目前，改善或消除泪沟方法主要有两大类：一类是眶隔脂肪释放转移术填充方法；另一类是注射填充方法，其中填充材料主要是玻尿酸或自体脂肪，这里主要介绍玻尿酸填充方法。那么，这两种方法有何区别呢？

眶隔脂肪释放转移术填充方法主要手术过程是对于有眼袋同时伴有泪沟表现的人，将部分或全部眶隔脂肪释放后转移到泪沟凹陷部位，用转移的眶隔脂肪填充泪沟凹陷。玻尿酸填充泪沟原理是采用美容整形外科填充用玻尿酸凝胶，专用注射器盛装后，通过专用注射器针头穿刺皮肤将玻尿酸凝胶推注到泪沟凹陷部位，矫正泪沟部位凹陷。从泪沟填充过程来看，眶隔脂肪释放转移术填充方法是手术过程，玻尿酸注射填充方法是微创注射过程，前者相对复杂，后者相对简单。从填充效果来看，两者有明显区别，眶隔脂肪释放转移术填充同时改善眼袋，填充脂肪具有持久效果，一次填充后多年都有改善或消除泪沟效果；玻尿酸只是针对泪沟填充，对眼袋本身无改善，而且玻尿酸不是持久填充剂，其维持填充效果通常只有1年左右，每年都要重复填充。另外，眶隔脂肪释放转移术和玻尿酸注射填充操作过程和使用填充材料不同，各自都具有相应的治疗风险。

从上所述可以看到，眶隔脂肪释放转移术和玻尿酸注射填充泪沟两者无论在治疗过程、使用材料、填充效果和维持时间上都有明显区别，两者方法各有利弊。对于眼袋轻微泪沟表现明显的人，一方面眼袋表现不明显；另一方面眼袋膨出眶隔脂肪不够填充泪沟使用，可以考虑玻尿酸注射填充泪沟方法。对于眼袋表现明显，有中度或重度眼袋同时伴有泪沟表现的人，可以考虑眶隔脂肪释放转移术填充泪沟方法，一方面可以通过转移眶隔脂肪改善或消除眼袋，另一方面可以用转移脂肪持久填充泪沟，一举两得。

综上所述，对于有泪沟表现的人，目前主要有两大类改善或消除泪沟方法，两种方法有显著区别，各有利弊。

224. 眶隔脂肪释放转移术和脂肪回植填充有何区别?

目前，眶隔脂肪填充泪沟方式主要分为，眶隔脂肪释放转移术填充和眶隔脂肪回植填充两类，这两种方法有何区别呢?

眶隔脂肪释放转移术填充泪沟时，是将部分或全部眶隔脂肪充分释放后，向下方转移，用来填充泪沟凹陷，改善或消除泪沟。其特点是转移脂肪不离断，直接填充泪沟，相当于脂肪瓣转移。眶隔脂肪回植填充泪沟的原理是将多余眶隔脂肪先切除，然后根据泪沟情况，将切除离断眶隔脂肪部分回填到泪沟部位，改善或消除泪沟。其特点是离体脂肪回填泪沟，相当于脂肪块游离移植。眶隔脂肪少量脂肪块游离移植成活率较高，有很好的填充软组织凹陷效果。

从内路眶隔脂肪释放转移术和眶隔脂肪回植填充泪沟过程来看，两者有着本质区别，前者是脂肪瓣转移，而后者是脂肪游离移植。相对而言，脂肪瓣转移如果没有特殊情况，转移脂肪瓣血液循环不受影响，转移脂肪瓣都能成活，而脂肪游离移植则有游离脂肪成活率问题，只是少量脂肪移植，眼睛周围血液循环良好，成活率较高。从填充效果来看，因为填充泪沟成分均为眶隔脂肪，所以在脂肪回植成活率高的情况下，两侧填充泪沟效果相近。两种方法具体操作过程不同，其中眶隔脂肪回植成活率受影响因素较多，对技术因素也有要求。

综上所述，眶隔脂肪释放转移术和眶隔脂肪回植填充泪沟，两者有本质区别，又有类似填充效果。

225. 眶隔脂肪释放转移术会不会影响视力?

由于眼袋是眼睛附属组织结构的变化，手术操作区域在眼睛周围，有人会问："眶隔脂肪释放转移术会不会影响视力呢?"

眼睛是视力器官，形成眼睛视力的主要结构是眼球和大脑内视觉神经系统，以及两者之间的神经纤维联系。当眼球视觉结构接受外界各种视觉信号，如光线等刺激，将这种刺激转换成神经信号，通过神经纤维传输到大脑视觉区域就形成了各种丰富多彩的视觉，视觉能力即视力。由此可见，眼球才是眼睛视觉系统的主要结构之一，而眼球周围的组织，如果肌肉、脂肪和表面的皮肤等都起着保护眼球作用，是视觉的附属结构，不直接参与视觉形成。

眶隔脂肪释放转移术中转移的脂肪是眼球下方的脂肪，当眼袋出现时，部分眼球下方脂肪出现脱垂，这些脱垂的眶隔脂肪也就是眼袋脂肪，眼袋去除术是对这部分眶隔脂肪的处理。眶隔脂肪释放转移术是近年来发展的一种祛眼袋新技术，该方法从传统切除眼袋脂肪方法演变而来，对于有泪沟表现的人，如果将部分眶隔脂肪释放转移，填充泪沟凹陷，能够增强祛眼袋术后效果，提高手术满意度。眶隔脂肪释放转移术分为内路眶隔脂肪释放转移术和外路眶隔脂肪释放转移术，两种方法对于眶隔脂肪的处理方式类似，因此统称为眶隔脂肪释放转移术。

综上所述，眶隔脂肪释放转移术只是对眼球下方的脂肪进行处理，对眼球本身视觉系统无直接影响，通常不会影响视力。

226. 眶隔脂肪释放转移术后脂肪都能够成活吗？

对于部分年轻人或中、老年人有泪沟类型的眼袋，通常采用眶隔脂肪释放转移术填充泪沟，那么，眶隔脂肪释放转移术后脂肪都能够成活吗？

眶隔脂肪释放转移方法将部分或全部眶隔脂肪从原来包裹的眶隔筋膜释放出来，然后把部分或全部眶隔脂肪整体挪到新的位置，转移到需要填充的泪沟部位，缝合固定后，起到矫正泪沟凹陷、改善或消除泪沟效果。在眶隔脂肪转移过程中，这些被转移脂肪和原来位置之间有完整的蒂部相连，蒂部为移位的脂肪提供营养，始终保持移位脂肪的活性。这种手术操作在医学上称为带蒂移植，被转移的脂肪组织被称为脂肪瓣。眶隔脂肪释放转移过程中的脂肪瓣不同于将脂肪从原来位置完全离开的游离脂肪移植，两者有本质区别，前者脂肪转移过程中始终保持良好营养供应和活性，后者在离开原来位置时一段时间内缺乏营养供应，只能在转移到新位置后，从新的位置吸收营养，重新恢复生机。由此可见，眶隔脂肪释放转移过程中，始终保持活性，转移后都能够成活（如果蒂部提供到脂肪瓣各个部位的血液循环不受影响，转移脂肪可以100%成活）；相比较而言，游离脂肪移植如常用的脂肪注射填充技术，脂肪离开身体到被转移到新位置重新成活的一段时间内缺乏良好营养供应，从而影响其活性，就会存在移植脂肪成活率问题。

综上所述，眶隔脂肪释放转移术实质是脂肪的带蒂移植，在手术过程中脂肪瓣始终保持活性，转移后通常都能够成活。

227. 眶隔脂肪释放转移术后转移的脂肪会不会缩回去？

有眼袋和明显泪沟的人通常选择眶隔脂肪释放术，祛眼袋同时填充泪沟凹陷，增强祛眼袋效果。有人会问："眶隔脂肪释放转移术后转移的脂肪会不会缩回去呢？"

眶隔脂肪释放转移术时，将释放下移的脂肪固定到泪沟凹陷部位，目前采用固定方法主要是缝合固定，分为外固定和内固定方法。外固定是将释放下移脂肪通过缝合线牵引从皮肤外面打结固定方法，等到切口愈合粘连后拆除外固定线，依靠转移脂肪组织和周围组织粘连形成固定。内固定是将释放下移脂肪在组织深层直接缝合固定方法，缝合固定稳妥，从皮肤表面看不到缝合固定线。

眶隔脂肪释放转移术依靠缝合线力量固定，当出现以下情形时，如缝合固定力量不够，没有起到稳妥固定作用，转移的脂肪会出现回缩现象。选择外固定时，如果转移脂肪组织和新位置组织愈合没有形成稳定粘连，没有足够力量抵抗脂肪回缩力量，拆除外固定线后释放脂肪可能缩回去，影响术后效果。选择内固定时，如果深层缝合固定不够稳妥，出现线结滑脱，没有了缝合固定力量，转移的脂肪可能缩回去。

综上所述，眶隔脂肪释放转移术后转移的脂肪依靠缝合固定方法，如果缝合固定稳妥，转移的脂肪不会缩回去；相反，如果由于某种原因没有了缝合固定力量，转移的脂肪可能会缩回去，影响术后效果。

228. 眶隔脂肪释放转移术和脂肪注射填充泪沟有何区别？

目前，改善和消除泪沟主要依靠手术完成，常见的手术方法包括眶隔脂肪转移术填充泪沟、自体脂肪注射填充泪沟和玻尿酸注射填充泪沟等，这里主要介绍眶隔脂肪释放转移术和自体脂肪注射填充泪沟的区别。

眶隔脂肪释放转移术一般和眼袋手术同时进行，属于眼袋整形的重要组成部分。手术过程中充分显示眼袋脂肪，根据泪沟填充需要将部分或全部眼袋脂肪释放转移并固定到泪沟凹陷部位，达到良好的综合眼袋整形效果。由此可见，眶隔脂肪释放转移术全程都在直视下操作，这样对于术后效果有确定性，是该手术方法的主要优点之一。该手术方法相对于脂肪注射填充泪沟而言，手术过程稍复杂，只有医生对手术技术有很好的把握，才能达到良好的术后效果。

自体脂肪注射填充泪沟是面部脂肪填充的重要内容之一，通过将身体其他部位的脂肪抽吸提取后，注射到泪沟凹陷部位，起到增加凹陷部位软组织容积、改善或消除泪沟效果。自体脂肪注射填充实质是自体脂肪细胞游离移植的过程，将身体其他部位脂肪细胞转移到泪沟凹陷部位皮肤下面的软组织中，使移植细胞重新成活。相对于眶隔脂肪释放转移术而言，该方法手术过程相对简单，术后除了不明显的吸脂和注射针眼外没有明显的切口痕迹。另外，除了自体脂肪注射填充在盲视下操作外，移植脂肪成活率也难以确定（移植脂肪成活率受接受脂肪填充人的体质、脂肪填充操作过程等因素影响，存在较大变化）。

综上所述，虽然眶隔脂肪释放转移术和自体脂肪注射填充都是依靠脂肪组织填充凹陷，增加凹陷部位软组织容积，起到改善或消除泪沟的效果，但是两者的操作过程和原理都有很大区别。

229. 眶隔脂肪释放转移术后皮肤表面会平整吗？

对于有眼袋和泪沟表现的人，眶隔脂肪释放转移方法可以祛眼袋同时填充泪沟，一举两得。在选择眶隔脂肪释放转移术时，有人会问："眶隔脂肪释放转移术后皮肤表面会平整吗？"

手术过程中，将眶隔脂肪充分释放，根据眼袋类型和泪沟凹陷特点，将部分或全部眶隔脂肪平铺在泪沟凹陷区域的骨膜上间隙或骨膜下间隙，然后在转移脂肪边缘缝合固定，平铺脂肪表面相对平整、光滑，所以下眼睑表面也会相对平整。

另外，还有两个因素能让眶隔脂肪释放转移术后下眼睑表面光滑、平整。其中一个因素是，脂肪是软性结构，当眶隔脂肪放置在泪沟凹陷部位时，在皮肤表面张力作用下，脂肪会在凹陷空隙内舒展，因此外观不容易形成局部隆起；另一个因素是，眶隔脂肪释放转移术后，其前面（浅面）存在比较肥厚的眼轮匝肌和皮肤深层脂肪垫，因为这些软组织的遮盖作用，所以很难发现转移眶隔脂肪后皮肤表面不平整现象。

综上所述，因为上述几个因素的存在，选择眶隔脂肪释放转移术后通常不会出现皮肤表面不平整现象。

230. 眶隔脂肪释放转移术较眼袋切除术后早期为何肿胀明显?

眶隔脂肪释放转移术是近年发展的祛眼袋新方法,和传统的眼袋切除术比较,眶隔脂肪释放转移术比眼袋切除术后早期眼睛周围尤其是面颊部位肿胀明显,这是为何呢?

眶隔脂肪释放转移术是由传统眼袋切除术演变而来,眶隔脂肪释放转移术的切口选择同眼袋内切术和外切术类似,因此也分为内路眶隔脂肪释放转移术和外路眶隔脂肪释放转移术。眶隔脂肪释放转移术和眼袋切除术的根本区别是对于眼袋脂肪的处理方式不同,在眶隔脂肪释放转移术中,将部分或全部眼袋脂肪保留(不完全切除)并向下方移位,填充泪沟凹陷部位,消除泪沟,增强祛眼袋术后效果。在眶隔脂肪释放转移过程中,要在眼袋下方泪沟位置分离出软组织间隙,用于放置转移的眼袋脂肪,因此也增加了眼袋下方软组织创伤,术后使下眼睑周围和面部位肿胀更明显。

正因为眶隔脂肪释放转移术增加了填充泪沟内容,所以对于有泪沟表现的人,术后祛眼袋效果要比单纯眼袋切除术效果好。以此类推,内路眶隔脂肪释放转移术比眼袋内切术后肿胀明显,外路眶隔脂肪释放转移术比眼袋外切术后肿胀明显。

综上所述,眶隔脂肪释放转移术明显较眼袋切除术复杂,增加了用转移脂肪填充泪沟内容,也增加了下眼睑部位手术创伤,因此,术后早期肿胀更明显。

231. 眶隔脂肪释放转移术是否有后遗症?

眶隔脂肪释放转移术是相对较新的技术,对于技术成熟性会有相关问题,有人会问"眶隔脂肪释放转移术是否有后遗症?"

从眶隔脂肪释放转移术过程来看,其实质是将眼袋脂肪转移位置重新成活的过程。手术过程中将脱垂的眼袋脂肪向下方转移,在眼袋下方软组织中分离形成容纳脂肪间隙,让这些眼袋脂肪在新的空间重新成活,增加软组织容积。这种眶隔脂肪释放转移术过程称为"带蒂脂肪移植过程",该技术已经有逾百年应用历史,是医学发展造福人类的一项重要技术。眶隔脂肪释放过程也是新医学理念发展的结晶,医学发展到今天,人们认为人体自身组织是一种宝贵财富,不可轻易废弃,从传统的眼袋内、外切术演变到适当保留脂肪的祛眼袋方法是一种扬弃过程的选择，让眼袋脂肪能够重新利用，变废为宝。

从另外一个角度来看，传统眼袋内、外切术对于眼袋脂肪浅层的眶隔筋膜只是切开，从中切除多余脂肪后任眶隔筋膜重新愈合封闭，而眶隔脂肪释放转移术过程中，眶隔筋膜切开释放出眼袋脂肪后，还可以对眶隔筋膜进行紧致。退一步说，即使不做眶隔紧致手术，眶隔筋膜也会和周围创伤部位软组织愈合在一起，恢复眶隔筋膜的封闭功能。由此可见，眶隔脂肪释放转移术过程中对于眶隔筋膜的处置或不处置，后期也不会对下眼睑结构有影响。

综上所述，从各种文献报道和数十年应用经验来看，遵循该手术正确模式，没有发现远期并发症，说明该方法的安全性和可靠性。

232. 眶隔脂肪释放转移术后恢复中期张大口时为何有牵拉感觉?

接受眶隔脂肪释放转移术后，部分人在术后恢复中期，张大口或做夸张面部表情时，中面部有紧绷或牵拉感觉，这是为何呢?

在眶隔脂肪释放转移术后恢复中期，张大口或做面部夸张表情时有中面部牵拉感觉，有两方面因素存在：一是术后恢复中期的切口瘢痕反应；二是释放转移脂肪蒂部在眼球下方引起的牵拉感觉。

眶隔脂肪释放转移术过程中，在下眼睑深面有手术切口，虽然外观看不到，在术后一段时间内有切口自我愈合和修复过程，这一修复过程实质是瘢痕愈合过程。在下眼睑深层瘢痕愈合过程中，瘢痕会经历一系列反应阶段，其中恢复中期，即术后2周到3个月，是瘢痕增生反应较强烈的阶段，此时瘢痕有变硬和收缩现象。另外，由于切口部位形成瘢痕粘连，限制局部组织的相对活动，被转移的眶隔脂肪以蒂部和眼球下方脂肪相连，大幅度眼球运动、张大口和做面部夸张表情等运动都可能牵拉到深层脂肪组织，因此有牵拉感觉，等到完全恢复后，这种感觉可逐渐消失。

233. 眶隔脂肪释放转移术后早期为何不宜按压下眼睑部位?

眶隔脂肪释放转移术后早期，下眼睑深层有发硬现象，此时不宜按压下眼睑部位，这是为何呢?

眶隔脂肪被释放转移术后，需要选择固定方法，让脂肪在新的部位成活，长期固定，有稳定填充效果。目前，转移脂肪固定方法主要分为两类：一类是内固定；另一类是外固定。这两种固定方法早期依靠缝线的力量帮助固定，后期依靠切口愈合形成的瘢痕力量固定。缝线固定的力量是暂时的，但瘢痕愈合形成的固定力量是持久的，也是长期填充效果的保障。

在眶隔脂肪释放转移术后，虽然在皮肤表面看不到切口，但是在下眼睑深层转移脂肪周围切口愈合部位会形成瘢痕，这是切口愈合的自然过程，也是人体受伤后自我修复的重要环节。在瘢痕形成早期，也就是眶隔脂肪释放转移术后早期，瘢痕初步形成时，局部增长反应较明显，瘢痕质地变硬，这也是眶隔脂肪释放转移术后早期下眼睑部位深层发硬的主要原因。在瘢痕形成早期，瘢痕的抗拉力和压力能力弱，愈合还不够稳固，初步形成的粘连不够稳定，需要等到瘢痕愈合到一定程度才能够形成良好的粘连力量。

在眶隔脂肪释放转移术后早期，由于下眼皮部位发硬，有些人希望通过按摩或者按压下眼睑部位的方法，企图使局部变软。眶隔脂肪释放转移术后早期，瘢痕愈合形成的粘连力量较弱，如果此时按压瘢痕粘连部位，容易形成切口愈合部位的再次损伤，出现局部水肿、粘连消失等风险。一旦瘢痕粘连固定作用消失，被转移的眶隔脂肪失去固定力量，脂肪回缩到上方，其填充泪沟作用消失，影响祛眼袋术后效果。

综上所述，在眶隔脂肪释放转移术后早期，虽然下眼睑深层有发硬现象，这是切口愈合时的瘢痕反应过程，随着恢复时间延长会逐渐变软，此时不宜通过下眼睑部位按摩或按压方法使下眼睑深层变软，以免填充泪沟作用消失，影响祛眼袋术后效果。

234. 眶隔脂肪释放转移术后早期为何会有下眼睑发硬现象？

眶隔脂肪释放转移术后早期一段时间内，下眼睑部位会有发硬现象，这是为何呢？

眶隔脂肪释放转移手术过程分为两个步骤：一是眶隔脂肪释放，二是眶隔脂肪转移和固定。前者是要分离眶隔筋膜让其后方眶隔脂肪突破束缚，自由流露出来，后者需要在泪沟部位分离空隙，将释放出来脂肪均匀分布到泪沟凹陷部位，用缝合方法固定，预防转移脂肪移位，两个环节缺一不可。在眶隔脂肪释放转移术过程中，手术操作都会形成下眼睑深层创伤，术后创伤部位逐渐愈合，这种看不见的愈合过程和皮肤表面创伤愈合过程类似，是瘢痕愈合过程。

眶隔脂肪释放转移术后早期存在下眼睑深层创面愈合过程，这种愈合过程也是瘢痕愈合过程，因此，也会经历瘢痕愈合反应各个阶段。瘢痕反应分为早期瘢痕形成和增生反应及后期瘢痕成熟稳定时期，在瘢痕反应早期，尤其是瘢痕增生反应阶段，瘢痕质地变硬，受高温等刺激时偶有疼痛和不适，随着愈合期延长，到瘢痕成熟阶段，瘢痕逐渐变软，其质地和性质接近正常组织。眶隔脂肪释放转移术后早期一段时间，术后3个月左右，下眼睑深层瘢痕处于增生期，此时会有下眼睑发硬现象，随着时间延长，瘢痕逐渐过渡到成熟阶段，这种发硬现象逐渐消失。

综上所述，眶隔脂肪释放转移填充泪沟凹陷可以增强祛眼袋效果，在术后早期一段时间内，因为在下眼皮深层瘢痕愈合时增生反应，所以出现下眼皮发硬现象，随着恢复期延长，瘢痕逐渐成熟，质地变得柔软，下眼皮发硬现象逐渐自然消失。

235. 眶隔脂肪释放转移术后下眼睑发硬现象多久能消失？

眶隔脂肪释放转移术后一段时间内，多数人触摸下眼睑时有发硬现象，这种现象多久能消失呢？

眶隔脂肪释放转移术后，在深层切口愈合过程中，转移脂肪周围和分离间隙贴合部位有瘢痕愈合过程，虽然皮肤表面看不到瘢痕，但是这些切口愈合瘢痕如同皮肤瘢痕一样需要经历一段时间恢复过程，出现一段时间内的结构、质地和形态变化现象。

从上述眶隔脂肪释放转移术后切口愈合过程来看，转移脂肪周围形成愈合瘢痕也会经历早期增生、塑形到成熟期变化阶段，虽然外观看不到这一过程，但是此过程一直延续到瘢痕完全成熟期。在瘢痕形成早期是瘢痕增生阶段，此时瘢痕质地变硬，如果受到局部高温刺激，或者进食辛辣刺激、海鲜类、牛羊肉等食物，瘢痕反应变得更明显，瘢痕增生期通常在术后2周左右开始，延续到3个月左右。瘢痕增生期以后，瘢痕逐渐进入成熟期，此时瘢痕质地逐渐变软，术后6个月左右变软较明显，直到1年左右，瘢痕完全成熟，质地接近周围正常软组织，但是成熟后瘢痕不会完全消失，切口部位依然保留瘢痕愈合痕迹。因每个人体质不同，瘢痕愈合过程和时间也有区别，有瘢痕体质的人瘢痕愈合期相对延长。

综上所述，眶隔脂肪释放转移术后一段时间内，转移脂肪周围有切口愈合瘢痕，这些瘢痕需要经历瘢痕增生、塑形和成熟阶段，其质地也会有相应变化。瘢痕增生、塑形阶段，瘢痕质地硬，触摸时有发硬现象，等到瘢痕逐渐成熟阶

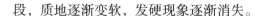

段，质地逐渐变软，发硬现象逐渐消失。

236. 何谓内路眶隔脂肪释放转移术？

内路眼袋去除术主要适宜以下眼睑部位脂肪隆起，没有明显下眼睑松弛和皱纹的年轻人，能够很好地改善眼袋。近年来发现，部分年轻人除了有眼袋表现外，在眼袋下方还会有沟槽样凹陷，尤其在眼袋的正下方比较明显。如果采用单纯眼袋祛除后泪沟凹陷未能完全消除，因此，提出了内路眶隔脂肪释放转移术，以增强内路眼袋去除术效果。那么，何谓内路眶隔脂肪释放转移术呢？

内路眶隔脂肪释放转移术沿用内路眼袋去除术切口，即在下眼睑内侧结膜位置做稍长于内路眼袋去除术切口，经过此小切口，分离泪沟凹陷部位，形成容纳脂肪的空间，即组织间隙，然后将突出的眶隔脂肪部分或完全释放出来，下移到泪沟部位填充凹陷，达到改善或消除泪沟的效果。该手术方法过程较内路眼袋去除术复杂，虽然手术过程中操作难度较单纯内路眼袋去除术大，但是能够消除或改善泪沟凹陷，因此，近年来很受年轻人欢迎。

综上所述，内路眶隔脂肪释放转移术是将部分或全部眶隔脂肪释放转移填充泪沟，改善或消除泪沟凹陷，增强内路眼袋去除术效果。

237. 内路眶隔脂肪释放转移术后是否会出现下眼睑松弛？

在选择内路眶隔脂肪释放转移术时，有些人会问："术后会不会出现下眼睑松弛现象呢？"

内路眶隔脂肪释放转移术主要适宜于年轻人，年轻人皮肤结构特点是皮肤厚，富含弹性纤维，有很强的弹性回缩能力，如同拉长的皮筋，牵拉力量消失后能够回到原来的状态。在内路眶隔脂肪释放转移术后，眼袋部位脂肪下移，此处被脂肪扩张的皮肤弹性回缩，形成下眼睑部位自然凹陷，卧蚕下方平整的平面使术后恢复年轻化外观。另外，内路眶隔脂肪释放转移术过程中，脂肪转移位置，没有显著减少下眼睑部位的软组织容积，并不改变下眼睑部位饱满状态，下眼睑支撑力量不会减弱，因此不会出现下眼睑松弛现象。

综上所述，年轻人选择内路眶隔脂肪释放转移术后，由于自身皮肤弹性好，能够弹性回缩，而且眶隔脂肪释放转移术没有显著改变局部软组织容积，对皮肤支撑力量无明显减弱，通常不会引起术后下眼睑松弛现象。

238. 内路眶隔脂肪释放转移术后是否会对卧蚕有影响？

在选择内路眶隔脂肪释放转移术前，有些人会问："内路眶隔脂肪释放转移术后是否会对卧蚕有影响？"

卧蚕的结构组成主要是由下眼睑上缘一束增厚的肌肉——眼轮匝肌构成，年轻人此处肌肉发达，体积肥厚，所以卧蚕比较明显；而中、老年人面部肌肉逐渐萎缩，体积缩小，所以随着年龄增长，卧蚕变得越来越不明显。

对于内路眶隔脂肪释放转移术，有两点需要明确：一是在手术过程中，对于下眼睑上缘的眼轮匝肌没有影响，也就是说对于卧蚕的构成没有影响；二是内路眶隔脂肪释放转移术可改善或消除眼袋。由于卧蚕位于眼袋上方，卧蚕与眼袋是反向互相衬托关系，当卧蚕大时眼袋不明显，当眼袋大时则卧蚕不明显。内路眶隔脂肪释放转移术能够改善或消除眼袋，因此，会让卧蚕变得更明显。

综上所述，内路眶隔脂肪释放转移术会对卧蚕有正面影响，让卧蚕变得更明显。

239. 内路眶隔脂肪释放转移术后是否会引起下眼睑凹陷？

内路眶隔脂肪释放转移术采取保守切除眶隔脂肪，术中将部分多余眶隔脂肪保留下来，该部分脂肪转移位置后重新固定在下眼睑与中面部交界的泪沟凹陷部位，增加了此处软组织容积。

内路眶隔脂肪释放转移术中并没有过度切除眶隔脂肪，不会引起下眼睑部位软组织容积的过量缺损；相反，部分保留的眶隔脂肪会增加下眼睑部位饱满程度，因此，通常不会引起下眼睑凹陷。内路眶隔脂肪释放转移术填充泪沟后，下眼睑部位会出现轻度凹陷，这是一种自然凹陷，凹陷使下眼皮上缘的眼台变得更明显，这正是消除眼袋脂肪突出的效果，也是正常年轻人下眼睑外形特点，是面部年轻化表现，并非眼袋去除术后引起的下眼睑凹陷，因此，需要正确认识和看待。下眼睑部位的自然凹陷与泪沟部位凹陷有着本质区别，前者天生就有，后者是随着年龄增长逐渐出现的凹陷，是另外增加的凹陷。眼袋去除术的目的是改善或消除后来出现的凹陷，消除下眼睑和中面部之间界限，因而显得年轻。

综上所述，选择内路眶隔脂肪释放转移术时没有过量切除眼袋脂肪，因此，通常不会引起下眼睑凹陷。

240. 内路眶隔脂肪释放转移术有哪些关键环节?

内路眶隔脂肪释放转移术有哪些关键环节,才能保障手术效果呢?

(1)对于眶隔脂肪的处理:这是内路眶隔脂肪释放转移术的核心环节。对于眶隔脂肪的处理有着内容复杂性和效果关键性,对于眶隔脂肪释放转移方法至关重要。眶隔脂肪处理包括脂肪的切除和保留、脂肪的释放和转移、转移脂肪的固定等,每个细节都必须准确到位,才能够保障手术效果。

(2)对于韧带的处理:医学研究发现在眼袋和中面部之间有一条横向分布条索状韧带,正因为这一韧带阻隔,形成了眼袋和中面部界限,构成了泪沟。在内路眶隔脂肪释放转移术过程中,需要部分离断这些韧带结构,消除两者之间界限,使眼睛下方和中面部能够平滑过渡,从而消除泪沟,达到手术效果。

(3)对于容纳眶隔脂肪腔隙的形成:在眶隔脂肪释放转移术过程中,需要将部分眶隔脂肪释放转移,再将脂肪下移到容纳空间,因此,需要通过手术形成组织间隙。对于这一组织间隙形成位置,目前主要分为两种,一种是骨膜上间隙,另一种是骨膜下间隙。有些医学研究表明,上述两种间隙对于手术效果没有明显差异,如何选择这两种间隙,不同医生有不同的理解和选择。

综上所述,内路眶隔脂肪释放转移术除了上述几个关键环节需要处理外,还有其余操作环节,包括切口选择和处理、组织分离和松解等。相比较而言,上述几个关键环节对手术效果起到至关重要作用。

241. 内路眶隔脂肪释放转移术后脂肪固定方法有哪几种?

内路眶隔脂肪释放转移术后,转移的脂肪需要固定,那么,脂肪固定方法有哪几种呢?

内路眶隔脂肪释放转移术后,被转移的脂肪早期固定很重要,固定后脂肪在新的位置成活,保持长期稳定填充效果。脂肪固定方法主要分为内固定和外固定两种方法。

(1)内固定方法:是在切口内直接进行脂肪固定方法,目前主要采用缝合固定方法。内固定方法过程中,将需要固定的眶隔脂肪充分释放,平铺到泪沟凹陷部位的深层间隙,使用可吸收线或者不可吸收线,将脂肪缝合固定到相应位置,术后不需要拆除缝线。内固定方法从很小的内切口完成内部缝合固定,操作难度稍增加，对技术要求相对较高。

（2）外固定方法：是依赖切口外部力量对脂肪进行固定方法，目前也主要采用缝线牵引固定方法。外固定方法过程中，将需要固定的眶隔脂肪充分释放，转移到需要填充的泪沟凹陷部位深层间隙，从下眼睑表面皮肤引入缝线，将脂肪向下方牵拉，然后缝线再次出皮肤，在下眼睑表面皮肤部位填压小物件后打结，避免缝线对皮肤和软组织的切割作用影响固定效果。外固定方法需要等到深层切口愈合脂肪固定后，拆除切口外牵引缝线。

综上所述，内路眶隔脂肪释放转移术后，脂肪固定方法主要分为内固定和外固定两种方法，两者各有利弊。

242. 内路眶隔脂肪释放转移术中内固定部位和材料如何选择？

内固定是在切口内部进行固定的方法，从皮肤表面看不到固定痕迹，这是相对于皮肤外面看到痕迹的外固定而言的，在眶隔脂肪释放转移术过程中，将转移脂肪从皮肤深面完成固定操作，就是内固定。目前，眶隔脂肪释放转移术内固定部位和采用材料各分为两类。

（1）内固定部位：是转移脂肪固定位置，目前主要分为骨膜上固定和骨膜下固定。骨膜上固定是在眼眶下方手术分离出骨膜上间隙，容纳释放转移的眶隔脂肪，然后再将转移脂肪固定在这一空间，脂肪和骨面之间有骨膜相隔。骨膜下固定是在眼眶下方手术分离出骨膜下间隙，容纳释放转移的眶隔脂肪，然后再将转移脂肪固定在这一空间，脂肪和骨面之间相邻。有研究表明，骨膜上固定和骨面下固定方法两者术后效果无明显差异，可以根据个人情况选择采用。

（2）内固定材料：是手术过程中采用的固定材料，目前通常采用缝合线固定方法。使用的缝合线主要分为两大类，一类是可吸收缝线，另一类是不可吸收缝线。可吸收线是经过一段时间后缝线自行吸收，不留痕迹，固定依靠切口部位组织愈合形成持久固定，比较常见的现象是皮肤切口愈合后，依靠瘢痕形成持久黏合能力。不可吸收线是缝线在体内长期存留，不被人体吸收的缝线材料，目前常用有尼龙线和丝线，这些线质材料长期在体内环境中，也会有材料老化现象，通常对人体健康无明显影响。

综上所述，目前，眶隔脂肪释放转移术内固定部位和采用材料各分为两类，可以根据情况选择采用。

243. 内路眶隔脂肪释放转移术中缝合内固定和外固定有何区别?

目前,内路眶隔脂肪释放转移术中对释放转移脂肪进行固定多采用缝合固定方法,而缝合固定方法又分为内缝合和外缝合固定,这两种固定方法有何区别呢?

(1)手术操作过程不同:内缝合固定手术过程中,在切口内用可吸收线或不可吸收线将释放转移的脂肪进行缝合固定。外缝合固定手术过程中,从切口内部向皮肤表面引出缝线(通常为尼龙线),通过皮肤外面牵拉力量将切口内侧释放转移的脂肪进行固定。眶隔脂肪释放转移术中如果选择内缝合固定,术后不需要拆除缝合线;如果选择外缝合固定,需要术后1周左右拆除缝合线。眶隔脂肪释放转移术过程中如果选择内缝合固定,因为手术切口小,手术操作视野也小,所以手术操作难度增加,对技术要求稍高;如果选择外缝合固定,从切口内向皮肤引出缝线后,在皮肤外缝线打结即可,手术操作难度较内固定小,相对容易。

(2)术后短期效果比较:内路眶隔脂肪释放转移术中,如果选择内缝合固定,术后下眼睑的皮肤表面看不到手术痕迹,下眼睑部位光滑、平整,外观效果较好;如果选择外缝合固定,术后下眼睑的皮肤表面有缝线痕迹,有些医生选择在缝线下方垫油纱或硅胶管增加固定力量,以避免缝线对皮肤和软组织的切割作用。因此,其术后外观痕迹较明显,需要等到拆除固定缝线后,这些痕迹才逐渐消失。

(3)术后长期效果比较:内路眶隔脂肪释放转移术中,内缝合固定和外缝合固定眶隔脂肪方法目前都有应用,不同的手术医生根据个人喜好选择其中缝合固定方法。由于内路眶隔脂肪释放转移术是新近发展的祛眼袋方法,这两种缝合固定方法的远期效果还没有经过系统比较研究,其远期效果还没有定论。

综上所述,内缝合固定和外缝合固定方法相比较,在术后短期效果方面有较明显区别,在术后长期效果方面尚没有定论。

244. 内路眶隔脂肪释放转移术后是否需要拆线?

眼袋内切术后通常不需要拆线,那么,内路眶隔脂肪释放转移术后是否需要拆线呢?

内路眶隔脂肪释放转移的手术方式变化多样，而对于转移眶隔脂肪的固定主要有两种方式：一种是在组织深层用缝合线将转移脂肪固定；另一种是通过不可吸收线牵引，穿过下眼睑皮肤后再将转移的眶隔脂肪牵引固定。下眼睑结膜小切口可以选择缝合或不缝合，多数选择不缝合，任其自然愈合。

内路眶隔脂肪释放转移术中有两处地方需要选择性缝合：一是结膜小切口；二是眶隔脂肪的缝合固定。当结膜小切口选择不缝合时则不需要拆线；相反，如果选择缝合时则需要拆线。对于眶隔脂肪缝合固定选择也有两种方式，当选择在深层缝合固定转移的眶隔脂肪时不需要拆线；相反，如果选择穿过皮肤牵引缝合方法固定转移的眶隔脂肪时则需要拆线。

综上所述，内路眶隔脂肪释放转移术既可以选择不需要拆线的手术方式，也可以选择需要拆线的手术方式，具体情况因人而异。

245. 内路眶隔脂肪释放转移术手术时间需要多久？

如果选择眼袋内切术同时做眶隔脂肪释放转移术，那么手术时间需要多久呢？

眼袋内切术是传统的眼袋去除术，在此基础上，添加眶隔脂肪释放转移术，手术过程相对复杂，手术难度增加，手术时间相应延长。单纯眼袋内切术过程相对简单，时间短，两侧眼袋手术时间约30分钟。内切同时眶隔脂肪释放转移术时间通常在眼袋内切术基础上延长30分钟左右，因此，两侧眼袋手术时间约1小时。

综上所述，内路眶隔脂肪释放转移手术主要适宜于眼袋伴有泪沟表现的年轻人眼袋类型，能够增强祛眼袋手术效果，手术过程较单纯内切眼袋复杂，难度增加，手术时间相应延长，通常需要1小时左右，由于各种影响因素存在，因此有个体差别。

246. 内路眶隔脂肪释放转移术与眼袋内切术比较有哪些优缺点？

内路眶隔脂肪释放转移术摒弃了眼袋脂肪切除的简单操作方式，将部分眼袋脂肪保留，并且充分释放后下移，填充眼袋下方凹陷畸形，起到消除泪沟凹陷、增强祛眼袋术后效果的目的。与传统眼袋内切术相比较，内路眶隔脂肪释放转移术有哪些优缺点呢？

（1）其优点有：①消除眼袋下方泪沟凹陷，使下眼睑和面颊部位组织融合到一起，实现中面部下眼睑和面颊复合体整体年轻化，增强祛眼袋术后效果。②用眼袋脂肪填充能够增加中面部软组织容积，使中面部变得更饱满，尤其是中面部发育不良的人，能够改善面部轮廓，增加面部美感。

（2）其缺点有：①在传统眼袋内切术中增加了新的手术内容，需要在眼眶下方软组织分离组织间隙容纳释放转移的眼袋脂肪组织，并对转移脂肪组织进行有效固定，增加了软组织损伤范围和程度，术后眼睛下方和面颊部位肿胀较明显，消肿和恢复时间延长。②内路眶隔脂肪转移释放术操作过程经下眼睑内侧结膜小切口进行，手术视野小，操作难度大，对祛眼袋技术要求高。

综上所述，内路眶隔脂肪释放转移术优缺点并存，不同医生可以根据不同人眼袋类型选择采用。

$247.$ 何谓外路眶隔脂肪释放转移术？

为了祛眼袋同时改善或消除泪沟，近年来提出了外路眶隔脂肪释放转移术，那么，何谓外路眶隔脂肪释放转移术呢？

外路眶隔脂肪释放转移术是在下眼睑上缘睫毛根部做皮肤切口，切口从外眼角部位根据情况稍向外延伸，然后经皮肤切口对眶隔脂肪进行不同处理，其中关键环节就是保留部分或全部眶隔脂肪，将脂肪从筋膜包裹中释放出来，向下方移位用来填充泪沟部位凹陷，达到改善或消除泪沟的目的。在外路眶隔脂肪释放过术中，可以根据下眼睑松弛程度适当切除多余皮肤和肌肉，紧致皮肤和肌肉，起到改善下眼睑皱纹效果，这也是区别于内路眶隔脂肪释放转移术的关键步骤之一。由此可见，外路眶隔脂肪释放转移术较内路眶隔脂肪释放转移术和眼袋外切术复杂，手术操作难度也相应增加。

外路眶隔脂肪释放转移术除了能够改善或消除脂肪突出的眼袋表现，还能够同时填充泪沟，改善或消除泪沟表现，甚至可以切除部分松弛的下眼睑皮肤，紧致皮肤和肌肉，改善或消除下眼睑部位皱纹，一举多得。该手术主要适宜于有眼袋和泪沟，同时下眼睑松弛有皱纹的部分中、老年人眼袋类型，从多方面对眼袋形成因素入手，综合改善或消除眼袋表现，起到下眼睑部位整体年轻化的效果。相对而言，对于年轻人眼袋和伴有泪沟表现类型，只需要选择眼袋内切术或内路眶隔脂肪释放转移术，手术步骤相应减少。

综上所述，外路眶隔脂肪释放转移术兼有内路眶隔脂肪释放转移术和眼袋外切术的特点，主要适宜于中、老年人眼袋类型，综合改善或消除眼袋表现，起到下眼睑部位整体年轻化的效果。

248. 外路眶隔脂肪释放转移术过程有哪些重要环节？

完整的外路眶隔脂肪释放转移术是一个相对复杂的过程，其重要环节如下。

（1）术前设计和画线标记：术前要根据个人眼袋情况设计和选择适宜手术方法，然后在下眼睑手术部位画线标记，便于手术过程中识别和掌握手术准确性。术前画线包括切口线、切除皮肤线、眼袋泪沟范围线等。

（2）局部麻醉：眼袋去除术通常选择局部麻醉方法，受术者一直处于清醒状态，便于手术过程中配合医生完成手术，保障手术安全，避免术后并发症。手术过程中麻醉药注射到下眼睑部位，局部麻醉药注射范围和剂量也很重要，医生需根据经验把握注射技巧。

（3）组织切开分离：外路眶隔脂肪释放转移术对下眼睑部位深层组织进行处理，因此要做下眼睑上缘皮肤切口，经过此切口分离达到下眼睑深层组织部位。外路眶隔脂肪释放转移术过程中，不同医生选择组织切开分离方式不同，有单纯切开皮肤方法、皮肤肌肉同时切开方法和皮肤肌肉联合切开方法等，虽然入路不同，其目的都是便于充分显露深层需要处理的组织结构。

（4）眼袋脂肪释放转移等处理：眼袋脂肪实质是膨出的眶隔脂肪，对于该部分脂肪处理是此手术核心环节。眼睛下方眶隔脂肪分为三部分，包括内侧、中央和外侧眶隔脂肪，不同人眼袋类型不同，其三处眶隔脂肪膨出程度也不同，内侧和中央眶隔脂肪膨出较常见。手术过程中对于这三部分眶隔脂肪需要分别处理，其中包含眶隔脂肪释放转移、部分脂肪切除、切除脂肪回植等措施，需要针对不同人眼袋类型选择采用。

（5）眼轮匝肌处理：外路眶隔脂肪释放转移术重要环节之一是对下眼睑部位眼轮匝肌处理，目前处理方式包括部位肌肉切除、肌肉叠合、肌肉悬挂等，不同肌肉处理方式对祛眼袋术后效果有不同影响。

（6）皮肤切除和缝合处理：外路区别于内路眼袋去除术的关键是对于下眼睑部位多余皮肤切除处理，这样能够紧张松弛的皮肤，改善或消除下眼睑皱纹。外路眶隔脂肪释放转移术过程中适量切除多余的皮肤很关键，过多切除皮肤会引起下眼睑外翻现象，手术过程中需要避免，以保障手术效果。

综上所述，以上内容只是对外路眶隔脂肪释放转移术重要环节进行简要概述，便于理解。

249. 外路眶隔脂肪释放转移术和眼袋外切术有哪些共同之处？

外路眶隔脂肪释放转移术是近年发展的一种祛眼袋方法，由传统的眼袋外切术演变而来，有眼袋外切术痕迹。那么，外路眶隔脂肪释放转移术和眼袋外切术有哪些共同之处呢？

（1）皮肤切口和手术路径相同：眼袋外切术的特点是在下眼睑上缘做皮肤切口，这是区别于眼袋内切术的标志，外路眶隔脂肪释放转移术同样选择这一皮肤切口，通过皮肤切口对下眼睑深层组织进行处理，达到祛眼袋的效果。眼袋外切术过程中经过皮肤切口，采用组织分离方法，达到下眼睑深层眼袋脂肪位置，这一过程称为手术路径。外路眶隔脂肪释放转移术也采用同样的手术路径。

（2）肌肉处理方式相同：外路眶隔脂肪释放转移术和眼袋外切术过程中，不同医生选择对下眼睑部位肌肉处理方式各不相同，有些医生选择切除部分肌肉方法，有些医生选择保留肌肉方法，其中保留肌肉方法对于保护和重建卧蚕有重要作用。如果同是开展外路眼袋去除术，在对肌肉处理方式上，外路眶隔脂肪释放转移术和眼袋外切术是相同的。

（3）皮肤处理方式相同：外路眼袋去除术包括眼袋外切术和外路眶隔脂肪释放转移术，其区别于内路眼袋去除术的主要特点之一是选择做皮肤切口，可以通过皮肤切口从下眼睑上缘切除部分松弛、下垂的皮肤，紧致下眼睑，改善或消除下眼睑部位皱纹，适宜于中、老年人眼袋类型。对于下眼睑部位松弛皮肤的切除，包括切除皮肤量和切除皮肤方式，外路眶隔脂肪释放转移术和眼袋外切术是相同的。

综上所述，眼袋外切术是外路眶隔脂肪释放转移术的基础，外路眶隔脂肪释放转移术是眼袋外切术的发展和演变。

250. 外路眶隔脂肪释放转移术和眼袋外切术比较有何区别？

对于中、老年人眼袋类型，过去选择眼袋外切术，对于泪沟明显的眼袋，近年选择外路眶隔脂肪释放转移术。那么，外路眶隔脂肪释放转移术和眼袋外切术有何区别呢？

从外路眶隔脂肪释放转移术和眼袋外切术过程来看，两种方法既有共同点，也有区别。其共同点是两者都选择在下眼睑上缘睫毛根部做皮肤切口，术后在切口部位会遗留切口痕迹，直到恢复良好时，才看不到明显切口痕迹；同时在术中根据情况可切除部分松弛的下眼睑皮肤，紧致皮肤，改善或消除下眼睑皱纹。因此，这两种方法都适宜于有明显皮肤皱纹的中、老年人眼袋类型。外路眶隔脂肪释放转移术和眼袋外切术的根本区别是对眶隔脂肪的处理方式不同，前者将部分或全部眶隔脂肪释放出来以后，再将眶隔脂肪向下方移位，填充眼袋下方泪沟凹陷，较彻底地消除泪沟凹陷畸形；而后者只是将部分眶隔脂肪切除后遗弃，没有填充泪沟过程。

综上所述，对于有明显下眼睑皱纹的中、老年人眼袋类型，可以选择眼袋外切术或外路眶隔脂肪释放转移术，其中眼袋伴有明显泪沟凹陷情形时，更适宜于采用外路眶隔脂肪释放转移术，以增强祛眼袋术后效果。

五、眼袋去除术新进展

251. 近年发展的眼袋去除术新技术有哪些？

眼袋去除术迄今已经有百年历史，随着医学技术的发展和进步，人们增加了对眼袋形成机制和面部整体美学概念的新认识，一些新概念如泪沟、下眼睑面颊复合体、卧蚕等的出现，促进了眼袋去除术的发展。那么，近年来发展的祛眼袋新技术有哪些呢？

（1）眶隔脂肪释放转移术：在传统的眼袋去除术中，对于眼袋脂肪（部分眶隔脂肪）的处理一直停留在切除脂肪方面，随着泪沟和下眼睑面颊复合体等概念的提出，受自体健康组织的珍惜和保留倾向等因素影响，医学专家提出了将部分或全部眼袋脂肪释放转移填充泪沟，以增强祛眼袋术后效果。眶隔脂肪释放转移技术提出和应用迄今已经有近30年的历史，目前，该手术无论在内路和外路眼袋去除术中都有广泛应用。

（2）外眦悬挂术：在选择传统的外路眼袋去除术后，下眼睑外翻是常见的术后并发症，对术后效果和受术者生活都有很大影响。为此，医学专家提出了外眦（外眼角）悬挂术。外眦悬挂术是将下眼睑外侧的肌肉或韧带上提固定到眼眶外侧骨膜上，通过悬挂术增强下眼睑支撑力量，减少或避免了祛眼袋术后下眼睑外翻风险，还可以紧致下眼睑，改善或消除下眼睑皱纹，增强祛眼袋术后效果。该手术目前也被部分医生选择应用。

（3）眶隔紧致术：眶隔是后来医学研究发现的一种筋膜组织，是眼袋脂肪浅层结构，对脂肪有阻挡和保护作用。近年来，有部分医学专家提出了眼袋去除术过程中对眶隔进行紧致，其中多数专家是在对眶隔脂肪处置同时进行紧致。目前，少数专家不处理脂肪只对眶隔进行紧致。目前，该方法远期术后效果还有待考证。

（4）泪沟填充术：随着泪沟概念的提出，除了上述广泛应用的眶隔脂肪释放转移术外，还有其他泪沟填充术，填充材料包括软质材料如自体脂肪、玻尿酸、胶原等和硬质材料如各种假体材料等，以软质填充材料应用较多，硬质填充材料应用相对少见。

综上所述，随着医学技术发展和进步，同时也促进了祛眼袋技术的发展。近年来祛眼袋新技术不断涌现，在实际应用过程中也不断地接受检验，期待有更多的新技术出现，更好地为广大祛眼袋受术者服务。

252. 何谓眶隔紧致术？其意义如何？

在选择眼袋去除术时，有人会提到眶隔紧致术的概念。那么，何谓眶隔紧致术？其意义如何？

眶隔是指下眼睑深层位于眶隔脂肪（向下脱垂或疝出的部分眶隔脂肪形成眼袋，因此也称眼袋脂肪）前面的一层坚韧的筋膜组织，像网兜一样阻隔在眶隔脂肪和下眼睑肌肉之间。眶隔上方和支撑眼睛的韧带连接，下方和眼眶下方的骨膜连接，呈片状分布，对支撑和保护眼眶内组织起重要作用。

人们到了中年以后，面部各种软组织逐渐松弛，支撑力量减弱，其中包括深层的眶隔筋膜。眶隔筋膜松弛后，眶隔脂肪就会挤压眶隔，使眶隔像外凸的弧形扩张，眼袋脂肪连同前面的眶隔筋膜就会从下眼睑部位凸起，呈现为丘壑样隆起，形成眼袋。

在眼袋去除术过程中，如果将松弛的眶隔进行收紧，即所说的眶隔紧致术，好比把松弛布片通过折叠操作，恢复布片的紧致和张力。目前，无论是内路还是外路眼袋去除术，除了对眼袋脂肪处理外，都可以增加眶隔紧致术操作，甚至国外某些学者将眼袋脂肪还纳到眶内，仅仅通过眶隔筋膜折叠缝合、紧致眶隔筋膜的手术操作，就完成了对眼袋脂肪的处理，达到祛眼袋效果。

眶隔脂肪紧致术通过眶隔紧致操作，增强了眼袋脂肪前方的支撑力量，对于预防眼袋脂肪脱垂，即预防眼袋复发有重要意义。眶隔脂肪紧致术过程中，要适当保持对眶隔的牵张力量，避免过度牵拉，使下眼睑上缘退缩，出现眼睛下方露白现象。

综上所述，在祛眼袋手术过程中，如果将松弛的眶隔进行收紧，实现眶隔紧致，对于预防眼袋复发有重要意义，增强了祛眼袋手术效果。

253. 眶隔紧致术有何优点？

随着医学技术的发展，医学专家们认识到眶隔和眼袋形成的密切关系，提出了眶隔紧致术。那么，眶隔紧致术有何优点呢？

（1）下眼睑部位变得光滑、平整：眼袋脂肪是眼球下方脂肪，由脂肪细胞构成，脂肪组织柔软，像棉絮一样充盈在眼球下方，对眼球有支撑和保护作用。眼袋脂肪形态特点类似棉絮，蓬松柔软，不容易塑形，单纯脂肪组织不容易变得平整、光滑。眶隔筋膜是一薄层致密组织，眶隔脂肪前面的眶隔筋膜好比盛装棉絮的布袋。在眼袋去除术过程中，如果对眶隔进行紧致，就好像收紧布袋，使下眼睑部位变得更加光滑、平整。

（2）预防和延缓眼袋复发：从上述眼袋形成原因来看，其直接原因与眼睛下方眶隔脂肪前面的眶隔松弛有关，眶隔张力减弱，使眶隔脂肪脱垂形成眼袋。在眼袋去除术过程中对眶隔筋膜进行紧致，可增加眶隔张力，有力阻挡了眶隔脂肪脱垂，能够有效预防和延缓眼袋复发。

综上所述，采用外科手术紧致眶隔，增强眶隔张力，阻挡眼袋脂肪脱垂，单独或者结合使用眶隔紧致术均能够增强祛眼袋效果。

254. 内切＋眶隔紧致术祛眼袋方法有何优点？

对于相对单纯的眼袋内切术而言，内切＋眶隔紧致术祛眼袋方法有何优点呢？

眶隔紧致术是近年发展的祛眼袋辅助方式，在眼袋去除术过程中，将眼袋脂肪前面的眶隔筋膜采用缝合折叠方法进行紧致。

眼袋内切术过程中同时将眶隔筋膜紧致，好比将眼袋脂肪前面松弛的布料缝合收紧，能够增强祛眼袋术后效果。其优点主要体现在以下几个方面：①眼袋内切术时需要剪开眶隔筋膜释放和切除部分脂肪，此时形成筋膜漏洞，眶隔紧致可以修补漏洞，维持筋膜完整，预防眶隔脂肪再次从漏洞部位脱垂形成新眼袋。②眼袋形成重要原因之一是下眼睑部位眶隔筋膜松弛，眼袋内切术同时紧致眶隔筋膜，能够增强筋膜张力，对筋膜有加固作用，增加筋膜对眶隔脂肪的支撑和阻挡脱垂力量，预防眼袋复发。③眶隔脂肪是松软的棉絮样脂肪团，脂肪本身表面难以形成光滑、平整的平面，眶隔紧致术可以让筋膜像布匹一样覆盖在脂肪前面，使松软的脂肪组织形成光滑平面。

综上所述，眼袋内切术过程中同时将眶隔筋膜紧致，具有预防眼袋复发和使术后下眼睑部位更光滑、平整等优点，能够增强祛眼袋术后效果。

255. 眶隔紧致术在眼袋内切术中如何应用？

眶隔紧致术可以单独采用，也可以结合其他应用眼袋去除术，增强祛眼袋术后效果。那么，在眼袋内切术中，如何结合应用眶隔脂肪紧致术呢？

眼袋内切术结合眶隔紧致术中，眼袋内切术是主要手术方式，眶隔紧致术是辅助手术方式，需要结合应用。

（1）眼袋内切术：沿用传统的眼袋内切方法，先标记下眼睑部位眼袋脂肪膨隆范围，再做下眼睑内侧结膜切口，适量切除眼袋脂肪。不同人眼袋脂肪膨出情况不同，多数年轻人主要以内侧和中央眶隔脂肪膨出为主，少数人存在外侧眶隔脂肪膨出现象，术中根据情况选择性切除部分眶隔脂肪。适量切除眼袋脂肪后，理顺下眼睑筋膜，可以看到明显的祛眼袋效果，完成眼袋内切术环节。

（2）眶隔紧致术：在完成眼袋内切术环节后，显露下眼睑筋膜，确认下眼睑筋膜。眶下缘稍分离，显露骨膜层面，将下眼睑筋膜缝合到骨膜上，紧致下眼睑筋膜，同时封闭眼袋脂肪切除时的筋膜切口。这样操作一方面可以紧致下眼睑筋膜，使眼轮匝肌后筋膜平面光滑、平整，增强祛眼袋术后效果；另一方面可以封闭下眼睑筋膜切口，避免眶隔脂肪从切口膨出，预防眼袋复发，维持祛眼袋术后效果时间长，一举两得。眶隔紧致术过程中要注意识别下眼睑筋膜，勿将上方增厚韧带和下眼睑缩肌牵拉缝合，避免术后引起下眼睑退缩、眼睛下方露白、倒睫等并发症。

综上所述，眼袋内切术结合眶隔紧致术主要包括上述两个重要过程，需有先后操作顺序，每个手术环节都恰到好处，避免手术并发症。

256. 何谓外眦悬挂术？有何优点？

祛眼袋过程中附加外眦悬挂术，可增强祛眼袋术后效果。那么，何谓外眦悬挂术？有何优点呢？

在眼袋去除术过程中，尤其是外路眼袋去除术中，将外侧肌肉的断端用缝线缝合固定到外眼角水平或稍高位置的骨膜上（或者用细钢丝固定到骨质上），能够将下垂的外眼角上提，因此将这种手术操作称为外眦悬挂术。外眦悬挂术可以选择性使用，并不是每个受术者都适用。外眦悬挂术具体优点主要有以下几个方面。

（1）预防下眼睑外翻：下眼睑外翻是外路眼袋去除术最常见的术后风险，手术过程中如果过度切除下眼睑皮肤或肌肉，下眼睑软组织缺损，肌张力减弱，就可能出现下眼睑外翻，影响祛眼袋术后效果。在祛眼袋过程中如果选择采用外眦悬挂术，将下眼睑上缘上提固定到骨膜上，对下眼睑有支撑作用，可以有效预防下眼睑外翻。

（2）重建卧蚕：卧蚕是由下眼睑上缘一束增厚的眼轮匝肌构成，有卧蚕的人显得年轻、有喜气。在眼袋去除术过程中如果采用外眦悬挂术，将下方的肌肉上提与下眼睑上缘肌肉重叠，能够增厚下眼睑上缘肌肉体积，有重建卧蚕的作用。

（3）改善下眼睑皮肤皱纹：对于中、老年人眼袋类型，多伴有皮肤和肌肉松弛，出现下眼睑皱纹。在眼袋去除术过程中，如果选择采用外眦悬挂术，可以将下垂的皮肤和肌肉上提并进行紧致，能够有效改善下眼睑皮肤皱纹。

综上所述，外眦悬挂技术是祛眼袋附加技术，能够预防下睑外翻、重建卧蚕、改善下眼睑皮肤皱纹等，增强祛眼袋术后效果。

257. 外眦悬挂术应用时需要注意哪些方面？

眼袋去除术过程中，对于有适应证的人辅助采用外眦悬挂术，能够增强祛眼袋术后效果。在应用该技术时，需要注意哪些方面呢？

在应用外眦悬挂术时，需要注意以下几个方面，让该技术应用到位，既充分发挥优势，又避免了某些缺点。

（1）适应证明确：外眦悬挂术主要针对下眼睑松弛、下垂的中、老年人眼袋类型，不适宜于下眼睑紧致、无明显皮肤皱纹的年轻人眼袋类型。下眼睑松弛、下垂、有明显皮肤皱纹时，通常选择外路眼袋去除术，从下眼睑上缘切除部分多余的皮肤，将深层肌肉、筋膜等软组织通过外眦悬挂术上提和紧致，恢复下眼睑部位年轻时紧张状态，改善或消除下眼睑皱纹，增强祛眼袋术后效果。

（2）悬挂到位：手术过程中从下眼睑外侧将深层肌肉、筋膜等软组织结实可靠地缝挂到眼眶外缘的骨膜上，才能够起到悬挂作用。如果没有将下眼睑部位深层软组织缝挂到骨膜上，只是缝合到外眼角部位的深层软组织上，起不到锚定作用，没有悬挂力量，技术实施不到位，达不到外眦悬挂效果。

（3）紧张度合适：外眦悬挂后形成下眼睑部位软组织紧张状态，紧张度合适，不宜过于松弛，也不宜过于紧张。如果过于松弛起不到悬挂效果，如果过于紧张可产生某些不良反应。外眦悬挂力量过于紧张，一方面产生眼睛下方紧绷感，引起术后不适；另一方面对于下眼睑上缘有束勒作用，影响眼睛周围组织液循环。当眼睛周围组织液循环受影响时，术后容易出现球结膜水肿，眼睛下方出现葡萄仁样水肿，术后消肿时间延长。部分人如果存在眼睛周围淋巴液循环不够畅通时，球结膜水肿更加明显，经过较长时间和对应处理后才能够恢复正常。

综上所述，祛眼袋手术过程中，对于有适应证的人，辅助采用外眦悬挂术，在使用外眦悬挂术时，需要注意以上几个方面，让该技术应用到位，既充分发挥优势，又避免某些缺点，术后效果满意。

258. 眼袋去除术能否和其他美容手术同时做？

对于日常工作繁忙、生活节奏快、时间紧张的人，通常在眼袋去除术同时可以完成一些简单组合手术，如切眉、双眼皮、局部提升等，使术后整体年轻化效果明显。每项手术都有不同的手术时间，祛眼袋手术时间为1～2小时，切眉手术时间为1小时左右，双眼皮手术时间为1小时左右等。如果同时完成几项手术，各项手术时间叠加，总体手术时间相应延长。眼袋去除术通常是局麻手术，如果同时完成几项美容手术时，先完成的手术部位局麻药开始逐渐失效，增加手术过程中的疼痛感觉。另外，如果祛眼袋同时完成几项美容整形手术，手术范围扩大，术后眼睛周围肿胀更明显，恢复期相应延长。

眼袋去除术同时可以增加其他美容整形手术，但是添加手术项目不宜过多，避免手术时间过长，增加术中疼痛感觉，术后面部因为多个部位受到手术损伤肿胀明显，恢复期延长。对于有充裕休息时间的人，也可以选择分期有计划手术，这样每次手术过程较短，术后消肿快，恢复期短。

综上所述，眼袋去除术既可以和其他美容手术同时做，也可以分期有计划进行，各有利弊。

259. 眼袋去除术结合切眉术效果如何？

有些中、老年人眼睛上方、下方都有老化现象，为了改善这两方面情形，如果选择眼袋去除术结合切眉术效果如何呢？

人们到了中年以后，随着年龄增长，眼睛上方老化表现为眉毛下垂，上眼睑松弛和下垂，以上眼睑外侧最为明显，呈"三角眼"现象，甚至部分老年人下垂的皮肤遮挡视线，影响正常生活。眼睛下方老化表现为眼袋形成，包括眶隔脂肪脱垂引起的下眼睑膨隆，皮肤松弛和下垂，出现皮肤皱纹，眼睛和中面部界限处形成泪沟凹陷等现象。眼睛周围老化表现备受关注，人们希望能够实现眼周综合年轻化，重获青春。

近年来发展的眉下切眉术对于眉毛下垂及上眼睑松弛和下垂有很好的治疗效果，该方法不同于以往的眉上切眉术，从眉毛下方切除部分松弛和下垂的皮肤，具有众多优点。眉下切眉术的优点包括：可以不改变眉毛和眼睛之间距离，术后皮肤切口痕迹不明显，可以调整眉毛高度和外形，矫正上眼睑松弛和下垂，恢复年轻时原有的双眼皮外形等。眉下切眉术能够矫正眼睛上方软组织老化现象，实现该部位年轻化。

眼袋去除术和切眉术是两个独立手术，可以间隔一段时间分开做，也可以在同一手术过程中先后完成，根据每个人情况选择采用。

综上所述，眼袋去除术和切眉术结合应用，可以实现眼睛上方、下方年轻化，具有眼睛周围综合年轻化效果。

260. 眼袋去除术和切眉术同时做，还是间隔一段时间做，哪个更好？

有些人上眼睑松弛和眼袋并存，希望通过眼袋去除术和眉下切眉术实现眼睛周围整体年轻化，改善精神面貌。那么，眼袋去除术和切眉术同时做，还是间隔一段时间做哪个更好呢？

眼袋去除术和眉下切眉术是两个独立手术，既可以同时期完成，也可以间隔一段时间分开完成，同时做还是分开做各有优缺点。

同时做的优点：①缩短了整个手术过程，避免了两次术前准备、手术过程和术后恢复过程，节省了手术总体时间。②减少了围绕手术前后各项准备工作和办理手续。③避免了两次手术风险。同时做的缺点：①延长了手术时间，手术过程中存在的不适感觉增加。②两个手术过程叠加，手术难度、手术风险、局部组织创伤增加，使恢复期延长。③术后眼睛上方、下方均肿胀明显，消肿和恢复期稍延长。

间隔一段时间分开做的优点：①缩短了单次手术时间，每次手术时间较短，减轻了手术过程中存在的各种不适。②单个手术操作相对简易，手术风险降低，局部组织创伤减轻。③每次术后局部肿胀减轻，肿胀不明显。间隔一段时间分开做的缺点：①延长了整个手术过程，需要两次术前准备、手术过程和术后恢复过程，延长了手术总体时间。②两次手术时间间隔 1～3 个月，或者更长。③两次手术过程存在两次手术风险。

另外，如果交通便利，个人时间充裕，可以选择两个手术分开做；相反，如果手术往返一次较难，个人时间紧张，可以选择两个手术同时做。

综上所述，眼袋去除术和眉下切眉术同时做，还是间隔一段时间做，各有优缺点，可以根据个人情况选择。

261. 眼袋去除术同时做中面部提升是否可行？

眼袋去除术选择从下眼睑部位做切口，靠近中面部，有人提出祛眼袋同时进行中面部提升，这种结合手术方式是否可行？

中面部软组织松弛、下垂一直是面部年轻化治疗的难点之一，过去曾经尝试传统的面部不同层次除皱方法，包括皮下除皱、筋膜下除皱、骨膜下除皱等，对于矫正中面部软组织松弛、下垂收效甚微。中面部除皱即中面部提升，治疗方法不断在演变，进展缓慢。近年来简单有效的鼻唇沟填充方法成为矫正鼻唇沟深主要方法之一。

以往中面部提升方法采用耳前和其上下方做皮肤切口，实施皮下和筋膜下中面部提升操作，或经口腔内切口结合骨膜下提升，手术范围广，切口与需要明显提升效果的中面部距离远，操作难度增加，中面部提升效果甚微。有人考虑祛眼袋同时从下眼睑部位做切口，同时结合中面部提升，这样距离需要有明显提升效果的中面部距离近，改善鼻唇沟深现象。

祛眼袋同时经下眼睑部位切口，伸入到中面部骨膜下层，或者筋膜下层，将下垂的软组织用缝合线悬挂到上方的骨膜上，起到中面部提升作用。理论上说，该方法对中面部提升有些效果，随着恢复期时间延长，软组织下垂力量对抗缝合线对组织的牵拉力量，悬挂力量减弱，中面部提升作用逐渐减小。

综上所述，鉴于实际应用效果，目前，祛眼袋结合中面部提升方法仍然处于探索之中，希望能为中面部有效提升提供一条思路。

262. 眼袋去除术后可以打除皱针吗?

对于眼袋去除术后仍然存在的细小皱纹，是否可以注射除皱针增强祛眼袋术后效果呢?

眼袋形成的重要因素之一是下眼睑部位皮肤松弛，弹性降低，所以出现皮肤皱纹，这种皱纹早期以表情纹为主。因此，在做微笑动作时可以看到明显的皱纹，在外眼角部位出现不同程度的"鱼尾纹"或"鸡爪纹"。眼袋去除术后，下眼睑部位的表情肌仍然存在，在做面部表情动作时，由此出现的皮肤皱纹仍然存在。眼袋去除术后表情肌产生的皱纹，可以通过注射肉毒毒素除皱方法改善或消除皱纹，增强祛眼袋术后效果。无论是内路还是外路眼袋去除术后，注射除皱针，如果注射方法得当，对眼袋术后均有增强效果。

另外，有研究表明，在皮肤切口周围适量注射肉毒毒素，可以改善切口瘢痕作用。这主要因为通过注射肉毒毒素后，抑制切口周围肌肉收缩，使切口处于相对静止状态，有利于愈合。同时，因为抑制切口周围肌肉收缩，可以减少切口的张力，有效抑制因为张力引起的瘢痕增生。

综上所述，眼袋去除术后在眼睛周围适当部位，选择适当时间，注射适量肉毒毒素，可以增强祛眼袋术后效果。因为眼睛周围注射肉毒毒素也存在风险，所以注射医生需要熟练掌握注射方法和技巧，避免出现下眼睑外翻等并发症。

263. 眼袋去除术结合注射肉毒毒素除皱有何优点?

眼袋去除术后眼轮匝肌收缩功能存在，面部有表情活动时，仍然会产生表情纹，如果结合局部注射肉毒毒素除皱，能够增强祛眼袋效果。那么，祛眼袋结合注射肉毒毒素，除了有除皱效果外，还有哪些优点呢?

（1）有利于切口愈合：眼袋去除术尤其是外路眼袋去除术后，下眼睑部位切口需要一个愈合过程。当下眼睑部位分布的眼轮匝肌处于相对静止状态时，祛眼袋切口能够快速顺利愈合；相反，如果面部表情活动，使眼轮匝肌产生收缩时，就会牵拉切口，影响切口愈合。眼袋去除术后在适宜部位局部注射适量肉毒毒素，有效抑制下眼睑部位眼轮匝肌收缩活动，在药效维持一段时间内，使肌肉处于相对静止状态，则有利于切口快速顺利愈合。

（2）预防外路眼袋去除术切口瘢痕增生：外路眼袋去除术后有皮肤切口痕

迹，在切口愈合后恢复一段时间，皮肤切口痕迹逐渐淡化，变得不明显。皮肤切口在切口愈合早期都会经历一段时间瘢痕增生反应，瘢痕增生反应越强烈，瘢痕越明显。因此，有效抑制瘢痕增生反应，对术后瘢痕恢复效果有重要影响。影响瘢痕增生反应因素有很多，其中一个重要因素是切口两侧相反方向的张力，如果两侧张力越大，瘢痕增生反应越明显；相反，如果两侧张力越小，瘢痕增生反应越弱，后期瘢痕越不明显。眼袋去除术后在适宜部位局部注射适量肉毒毒素，有效抑制下眼睑部位眼轮匝肌收缩，减弱皮肤切口两侧因皮下肌肉收缩引起的相反方向张力，两侧张力越小，瘢痕增生反应越弱，后期瘢痕越不明显。

综上所述，祛眼袋术后结合注射肉毒毒素，除了有除皱效果外，还有利于切口愈合和预防术后切口瘢痕增生等，增强祛眼袋效果。

264. 眼袋外切术后多久注射肉毒毒素除皱针为宜？

祛眼袋术后早期局部注射肉毒毒素有利于切口愈合，改善术后切口瘢痕，增强祛眼袋术后效果，尤其是眼袋外切术后早期在下眼睑部位注射除皱针，效果更佳。那么，眼袋外切术后多久注射肉毒毒素除皱针为宜呢？

（1）术后即刻：在外切眼袋手术完成后，即可以在下眼睑外侧，类似鱼尾纹注射点位置，注射肉毒毒素除皱针。手术完成后即刻，手术过程中注射的局部麻醉药仍然存在镇痛效果，此时注射除皱针避免了注射时针刺皮肤和软组织产生的疼痛不适，避免出现因为单纯注射除皱针出现的局部红肿。另外，眼袋外切术后即刻注射除皱针，联合治疗，能够增强祛眼袋术后效果。

（2）术后1周：眼袋外切术后1周左右，需要到门诊拆除皮肤切口缝合线，在时间上便于注射肉毒毒素除皱针。当今社会生活节奏快，人们学习、工作都较紧张，很难有较多空闲时间，因此，到医院拆线时，顺便完成下眼睑部位注射肉毒毒素治疗，一举两得。术后1周左右切口刚刚愈合，皮肤切口瘢痕增生现象还未出现，此时注射肉毒毒素，有利于预防瘢痕增生，改善术后皮肤切口瘢痕。

（3）术后2周：眼袋外切术后2周，通常皮肤切口完全愈合，此时也是切口瘢痕增生开始阶段。瘢痕增生和切口周围皮肤张力大小有关，张力越大，瘢痕增生越明显。如果在切口周围注射少量肉毒毒素，能够抑制切口周围肌肉收缩，降低切口周围皮肤张力，从而抑制瘢痕增生。有研究表明，在瘢痕增生时期，局部注射少量肉毒毒素，能够抑制瘢痕增生，改善术后皮肤切口瘢痕形态，增强术后美观效果。

综上所述，眼袋外切术后早期，除了上述适宜注射时间外，在眼袋外切术后恢复期间局部注射肉毒毒素除皱针，对祛眼袋术后效果也有不同程度的提高。

265. 眼袋去除术是否可以结合其他仪器治疗？

为了增强祛眼袋术后效果，协助紧致下眼睑皮肤，是否可以辅助使用一些仪器治疗呢？

眼袋形成是下眼睑部位各层次软组织退行性变化的结果，眼袋去除术更多注重眶隔脂肪的处理，对于下眼睑皮肤明显松弛、皱纹明显的情形，选择外路眼袋去除术切除部分松弛皮肤和紧致皮肤处理，能够改善皮肤皱纹。当有些人选择内路眼袋去除术，无法对下眼睑松弛皮肤进行特别处理时，或者下眼睑皮肤细小皱纹不适宜外路眼袋去除术，或者外路眼袋去除术后仍然存在皮肤细小皱纹时，可以在眼袋去除术后辅助使用其他仪器治疗，包括激光、射频治疗等。

以射频治疗为例，眼袋去除术后对下眼睑部位进行射频治疗，可使皮肤组织产生热效应，皮肤胶原收缩，收紧皮肤，改善皮肤细小皱纹。另外，皮肤胶原蛋白受热力作用出现部分变性，启动机体创伤修复机制，产生新的胶原蛋白，胶原得到补充，让皮肤丰满起来，从而起到除皱紧肤的作用。选择某些类型的激光治疗，其机制类似射频治疗。

综上所述，眼袋去除术后，在下眼睑部位辅助使用一些仪器治疗，包括激光、射频等，能够帮助紧致皮肤，改善皮肤细小皱纹，增强祛眼袋术后效果。

眼袋去除术案例对比照片

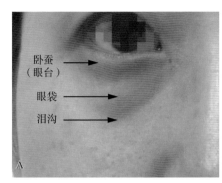

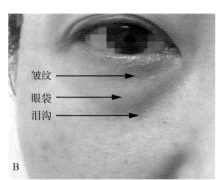

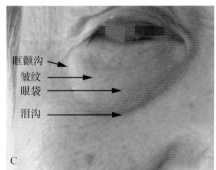

图1　不同年龄段眼袋示例照片

注：不同年龄段眼袋表现类型不同。A. 年轻人眼袋类型；B. 中年人眼袋类型；C. 老年人眼袋类型。

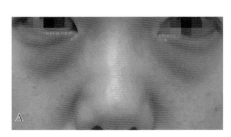

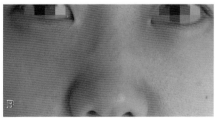

图2　眼袋内切术后1周对比照片

注：A. 术前眼袋较明显，有浅浅的泪沟，显得疲倦；B. 术后1周，肿胀不明显，眼袋明显改善，泪沟改善，显得年轻有朝气。

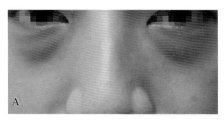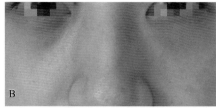

图3　眼袋内切术后2周对比照片

注：A. 术前眼袋较明显，有浅浅的泪沟，显得疲倦；B. 术后2周，肿胀不明显，眼袋明显改善，泪沟改善，显得年轻有朝气。

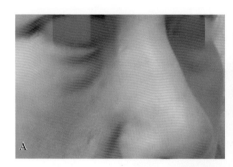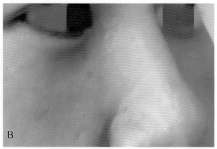

图4　眼袋内切术后1个月对比照片

注：A. 术前眼袋较明显，有浅浅的泪沟，显得疲倦；B. 术后1个月，眼袋消失，泪沟改善，显得年轻有朝气。

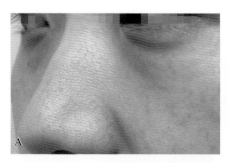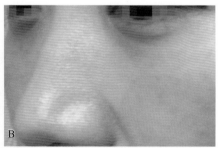

图5　眼袋内切术后3个月对比照片

注：A. 术前眼袋较明显，有浅浅的泪沟，显得疲倦；B. 术后3个月，眼袋消失，泪沟改善，卧蚕（眼台）变得更明显，显得年轻有朝气。

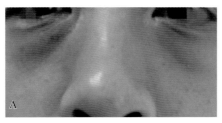
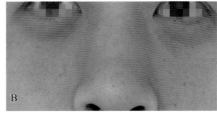

图6　眼袋内切术后2年对比照片

注：A. 术前眼袋较明显，有浅浅的泪沟，显得疲倦；B. 术后2年，眼袋消失，泪沟改善，卧蚕更明显，显得年轻有朝气。

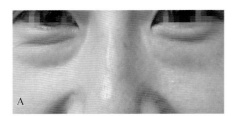
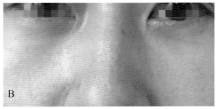

图7　眼袋内切术后4年对比照片

注：A. 术前眼袋较明显，有浅浅的泪沟，做微笑动作时，眼袋更明显，显得疲倦；B. 术后4年，眼袋消失，泪沟消失，显得年轻。

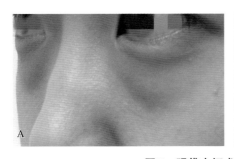
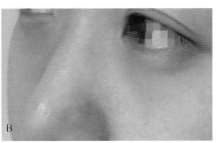

图8　眼袋内切术后7年对比照片

注：A. 术前眼袋较明显，有浅浅的泪沟，黑眼圈也较明显，显得疲倦；B. 术后7年，眼袋消失，泪沟改善，黑眼圈不明显，术后显得年轻有朝气。

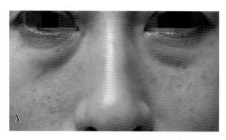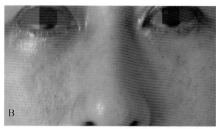

图9　眼袋外切术后1周对比照片（病例1）

注：A. 术前眼袋较明显，有浅浅的泪沟，下眼睑松弛，有皱纹，显得疲倦；B. 术后1周，眼袋消失，泪沟消失，下眼睑紧致，皮肤皱纹消失，显得年轻。

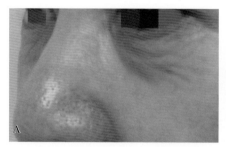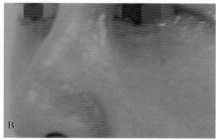

图10　眼袋外切术后1周对比照片（病例2）

注：A. 术前眼袋较明显，有浅浅的泪沟，下眼睑松弛，有皱纹，显得苍老；B. 术后1周，眼袋消失，泪沟消失，下眼睑紧致，皮肤皱纹消失，显得年轻。

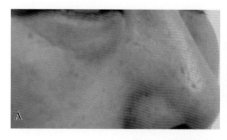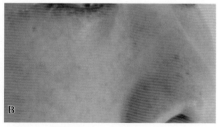

图11　眼袋外切术后1个月对比照片

注：A. 术前眼袋较明显，有浅浅的泪沟，皮肤稍松弛，有皱纹，显得疲倦；B. 术后1个月，眼袋消失，泪沟改善，下眼睑紧致，皱纹消失，显得年轻。

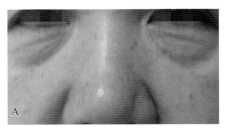
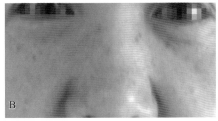

图12　眼袋外切术后1年对比照片

注：A. 术前眼袋较明显，有浅浅的泪沟，下眼睑松弛，有皱纹，显得疲倦；B. 术后1年，眼袋消失，泪沟改善，下眼睑紧致，皮肤皱纹改善，有卧蚕（眼台），显得年轻。

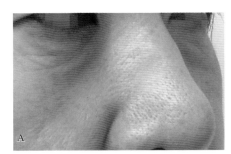
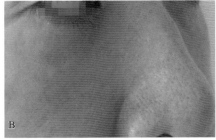

图13　眼袋外切术后2年对比照片

注：A. 术前眼袋较明显，有浅浅的泪沟，显得疲倦；B. 术后2年，眼袋明显改善，泪沟改善，皮肤皱纹消失，显得年轻。

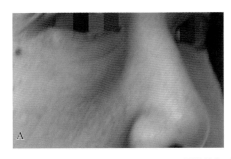
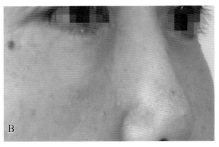

图14　眼袋外切术后3年对比照片

注：A. 术前眼袋较明显，有泪沟，下眼睑部位皮肤稍松弛，有皱纹，显得疲倦；B. 术后3年，眼袋消失，泪沟改善，皮肤紧致，皱纹消失，显得年轻。

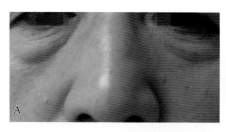 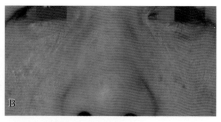

图15 内切＋外切结合眼袋去除术后1周对比照片

注：A. 术前眼袋较明显，有浅浅的泪沟，下眼睑松弛，有皱纹，显得苍老；B. 术后1周，肿胀不明显，眼袋明显改善，泪沟改善，皮肤紧致，皱纹改善，显得年轻。

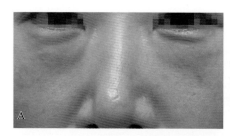 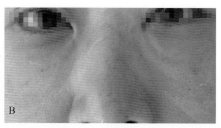

图16 内切＋眶隔脂肪释放转移术后1天对比照片

注：A. 术前眼袋较明显，有浅浅的泪沟，有黑眼圈，显得疲倦；B. 术后1天，眼袋消失，泪沟消失，黑眼圈改善，肿胀不明显，显得年轻有朝气。

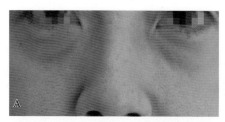 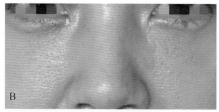

图17 内切＋眶隔脂肪释放转移术后1周对比照片

注：A. 术前眼袋较明显，有浅浅的泪沟，有细小皱纹，显得疲倦；B. 术后1周，眼袋消失，泪沟消失，下眼睑光滑平整，肿胀不明显，显得年轻有朝气。

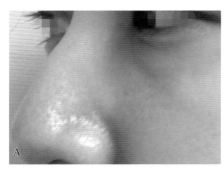
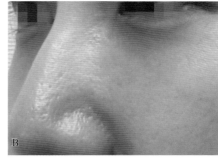

图18 内切＋眶隔脂肪释放转移术后2周对比照片

注：A. 术前眼袋较明显，有浅浅的泪沟，黑眼圈也较明显，显得疲倦；B. 术后2周，眼袋消失，泪沟消失，黑眼圈改善，卧蚕变得更明显，显得年轻有朝气。

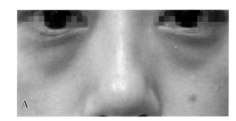
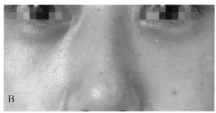

图19 内切＋眶隔脂肪释放转移术后1个月对比照片

注：A. 术前眼袋较明显，有浅浅的泪沟，显得疲倦；B. 术后1个月，眼袋消失、泪沟消失，显得年轻有朝气。

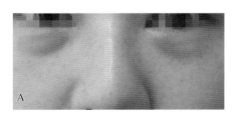
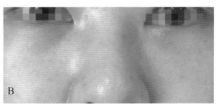

图20 内切＋眶隔脂肪释放转移术后2个月对比照片

注：A. 术前眼袋较明显，有浅浅的泪沟，显得疲倦；B. 术后2个月，眼袋消失，泪沟消失，显得年轻有朝气。

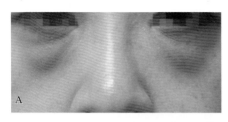 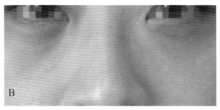

图21　内切＋眶隔脂肪释放转移术后6个月对比照片

注：A. 术前眼袋较明显，有浅浅的泪沟，有黑眼圈，显得疲倦；B. 术后6个月，眼袋消失，泪沟消失，卧蚕（眼台）变得更明显，黑眼圈改善，显得年轻。

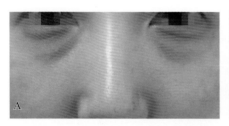 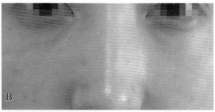

图22　内切＋眶隔脂肪释放转移术后2年对比照片

注：A. 术前眼袋较明显，有浅浅的泪沟，有黑眼圈，显得疲倦；B. 术后2年，眼袋消失，泪沟消失，卧蚕（眼台）变得更明显，黑眼圈改善，显得年轻。

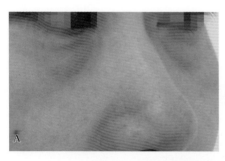 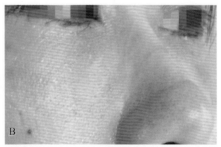

图23　外切＋眶隔脂肪释放转移术后1天对比照片

注：A. 术前眼袋较明显，有浅浅的泪沟，下眼睑稍松弛，有细小皱纹，显得疲倦；B. 术后1天，眼袋消失，泪沟消失，皮肤皱纹消失，肿胀不明显，显得年轻。

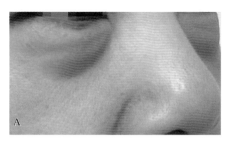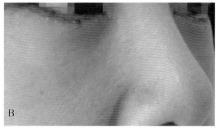

图24 外切＋眶隔脂肪释放转移术后1周对比照片

注：A. 术前眼袋较明显，有泪沟，下眼睑松弛有皱纹，显得疲倦；B. 术后1周，眼袋消失，泪沟消失，下眼睑紧致，皱纹消失，显得年轻。

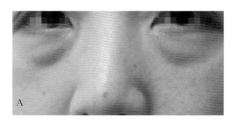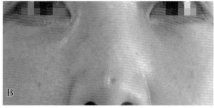

图25 外切＋眶隔脂肪释放转移术后3个月对比照片

注：A. 术前眼袋较明显，有泪沟，下眼睑松弛，有皱纹，显得疲倦；B. 术后3个月，眼袋和泪沟消失，皮肤紧致，皱纹消失，显得年轻。

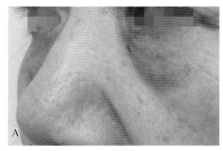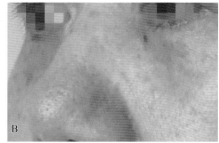

图26 外切＋眶隔脂肪释放转移术后3个月对比照片

注：A. 术前眼袋较明显，有泪沟，下眼睑松弛，有皱纹，显得苍老；B. 术后3个月，眼袋和泪沟消失，皮肤紧致，皱纹减少，显得年轻。

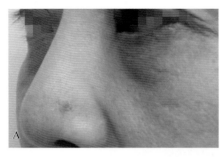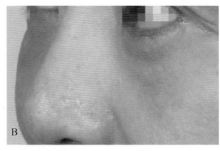

图27　外切＋眶隔脂肪释放转移术后1年对比照片

注：A. 术前眼袋较明显，有泪沟，下眼睑松弛，有皱纹，显得苍老；B. 术后1年，眼袋和泪沟消失，下眼睑紧致，皮肤皱纹消失，有卧蚕（眼台），显得年轻。

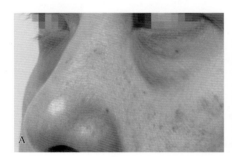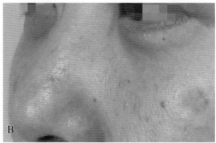

图28　外切＋眶隔脂肪释放转移术后2年对比照片

注：A. 术前眼袋较明显，有泪沟，皮肤松弛，有皱纹，显得疲倦；B. 术后2年，眼袋和泪沟消失，皮肤紧致，皱纹改善，有眼台（卧蚕），显得年轻有朝气。

后　记

　　我从事美容整形专业工作已有20余年，回首往事，岁月蹉跎，没有取得很出色的成绩，每每想起觉得汗颜，看到蓬勃发展的整形外科事业，面对无数爱美人士，总想为广大求美者做一些有意义的事情。

　　从学校学习开始，几经辗转，直到完成学业，毕业参加工作，往事历历在目，感谢培养我的学校和单位。在单位工作中，我在坚持做好自己岗位本职工作外，利用业余时间默默地编写这些科普知识，除了响应职业要求的社会责任外，离不开导师、同门师兄弟、同事、友人的帮助和家人的默默支持，在此表示衷心感谢。在书籍的筹划和出版过程中得到本书专家们的支持和帮助，出版社老师们辛勤付出、大力支持和帮助，书籍得以顺利出版，在此表示衷心感谢。

　　时光飞度如白驹过隙，从学生身份转变成社会医者，工作中经过不断的砺练，逐渐成长为一名合格的美容整形外科医生。回首自己作为一名美容整形外科医生的成长之路，几多辛酸，几多欢悦，把这些都凝结在文字中，是对自己成长之路的一种交代，也是照亮未来之路的一盏明灯。

胡晓根

2024年4月

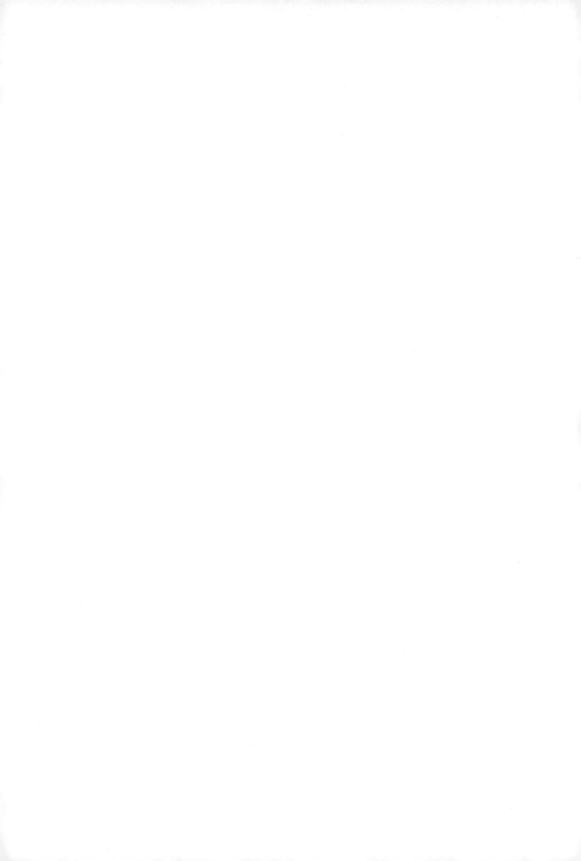